Sympathikus-Therapie

Lokale chronische Erkrankungen erfolgreich behandeln

Dr. Dieter Heesch
Andrea Oberhofer

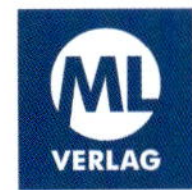

Der Zufall trifft nur einen vorbereiteten Geist

Louis Pasteur

3. Auflage 2023

Druck: Generál Nyomda Kft., H-6727 Szeged

Titelbild: © psdesign1 – Fotolia (links); Regionenmann (rechts) © ML Verlag, Vorlage: Dieter Heesch;
Figur: © Jimena – Fotolia

www.ml-buchverlag.de

ISBN (Buch): 978-3-96474-725-9
ISBN (PDF/E-Book): 978-3-96474-726-6

Inhaltsverzeichnis

Vorwort

Viele naturwissenschaftlich orientierte alternative Therapien erklären sich die Wirkung ihrer auch noch so unterschiedlichen Methoden durchgehend über eine irgendwie geartete Einwirkung auf den Sympathikus als Vermittlungsinstanz. Man therapiert letztendlich also **mittels des Sympathikus**.

Bei der Sympathikus-Therapie jedoch ist der **Sympathikus selber das erkrankte Organ**, das behandelt werden muss.

Als Erkrankungen des Sympathikus kennen wir eigentlich nur generelle Überfunktionen. Diese führen dann zu unterschiedlichsten Syndromen, die überwiegend internistischer Natur sind. Dazu gehören Störungen der Darm-oder Blasenfunktionfunktion bei Stress (Durchfall/Harnverlust in lebensbedrohlichen Angstsituationen oder vor Prüfungen). Auch Herzrasen und Blutdruckanstieg gehören dazu. Weiterhin sind Schweißattacken durch eine sympathische Fehlregulation bekannt.

Würde nun ein einzelner begrenzter Anteil des sympathischen Nervensystems isoliert hyperaktiv sein, würde er **lokal begrenzt** dieselbe Symptomatik imitieren, die uns sonst bei einer generellen Sympathikusüberaktivität bekannt ist.

Lokale begrenzte Überaktivität ist uns bisher nur vom somatischen Nervensystem bekannt. Beispielsweise im Rahmen eines Bandscheibenvorfalls, wo die Reizung eines sensiblen Nerven durch die mechanische Irritation zu einer Hyperaktivität und damit zu lokal engbegrenzten Parästhesien oder Schmerzen führt.

Wäre etwas Derartiges auch für das vegetative Nervensystem vorstellbar, das sich ja im Gegensatz zum peripheren somatisches Nervensystem durch seine eher diffuse Verteilung auszeichnet?

Ja, auch beim vegetativen Nervensystem sind auf nur eine Region begrenzte Entgleisungen bekannt. Denn hier gibt es ebenfalls ein dem Rückenmark ähnelndes System, das mechanisch bedrängt werden kann: den Grenzstrang. Die auch **Morbus Sudeck** genannte **sympathische Reflexdystrophie** wird als eine – nur lokal bestehende – Überfunktion des Sympathikus begriffen. Der Morbus Sudeck tritt am häufigsten bei der Radiusfraktur älterer Frauen auf und wird gerne mit einer „Stellatum Blockade" behandelt. Hier wird das vor der ersten Rippe liegende Ganglion des **sympathischen Grenzstrangs** mittels eines Lokalanästhetikums betäubt.

Diese **Behandlung** kann **nur dann sinnvoll** sein, wenn man von der Vorstellung ausgeht, dass hier eine **lokale Überfunktion** des Sympathikus besteht. Denn die lokalanästhetische „Blockade“ (= Ruhigstellung) eines sich sowieso in Ruhe befindenden Nerven würde nichts verändern. Damit wird bestätigt, dass der Sympathikus nicht nur allein als Vermittlungsinstanz fungiert, sondern auch selber lokal erkranken kann. Sonst würde ja obige lokalanästhetische Behandlung keinen Sinn machen.

Es wurde jedoch nicht hinterfragt, wie es zu einer Überfunktion des Sympathikus im Ganglion stellatum des Grenzstrangs kommen kann. Daran ist nie gedacht worden. Die Hyperaktivität wurde einfach so hingenommen. Wir meinen mit dem später beschriebenen **Modell der vertebro-vegetativen Koppelung** das Rätsel der lokalen Hyperaktivität des Sympathikus und damit auch viele andere der Medizin gelöst zu haben.

Die primäre Ursache für die Erkrankung des Sympathikus ist (hier im Gegensatz zur mechanischen Bedrängung des somatischen Nervensystems durch z. B. eine gerissene Bandscheibe) eine den Grenzstrang bedrängende Wirbelblockierung. Damit ist die Manualtherapie – hier im Gegensatz zur Neuraltherapie – die **wirklich kausale** Herangehensweise zur Heilung des kranken Sympathikus.

Die Sympathikustherapie ist nun die **orthopädische Herangehensweise** an einen bunten Strauß von Syndromen, die allein durch die dauerhafte mechanische Irritation des Sympathikus im Grenzstrang (Bedrängung durch eine Rippe oder analoge Strukturen) hervorgerufen werden. Jede manualtherapeutische Methode, mit der man die Rippe (bzw. das Rippenanalogon) zurückbringen kann, wird hilfreich sein. Deshalb ist die Sympathikus-Therapie nur von Therapeuten durchführbar, die bereit sind, ihre Patienten anzufassen und im wörtlichen Sinne zu **be-handeln**. Sie werden damit befähigt, eine riesige Anzahl von Erkrankungen, die bisher unter der Rubrik idiopathisch, funktionell oder psychosomatisch sowohl schulmedizinisch als auch alternativmedizinisch nicht befriedigend zu kurieren waren, erfolgreich zu therapieren.

Leider hat es sich gezeigt, dass durch die Vielzahl von erlernten Techniken oft der „Wald vor lauter Bäumen“ nicht mehr gesehen wird. Der große Erfolg der Sympathikus-Therapie beruht aber erheblich darauf, dass wir unter Anleitung des Wissens um die mechanische Sympathikus-Irritation 95 % des Unwesentlichen weglassen können und dadurch in der Lage sind, die Therapie auf 5 % des sonst üblichen Aufwands zu reduzieren! Sie werden es anfänglich gar nicht fassen können, mit wie wenig Aufwand Sie bisher kaum für möglich gehaltene Erfolge haben werden.

In diesem Buch werden deshalb neben dem theoretischen Teil nur wenige, meist selbst entwickelte und sehr einfache Techniken vorgestellt. Diese sind aber extrem effizient, wenn sie richtig angewandt werden. Das ist nur möglich, wenn man das **Modell der vertebro-vegetativen Kopplung** – die Basis der Sympathikus-Therapie – verstanden hat. Nein, nicht nur verstanden, sondern verinnerlicht hat.

Die Sympathikus-Therapie entführt Sie in eine ganz andere Welt. Das Geschehen spielt sich vor der Wirbelsäule ab. Dazu bitte wir Sie auch unbedingt die beiden Videos auf Youtube anzuschauen: **Sympathikus-Therapie: Rippenbewegungen a) von hinten, b) von seitlich**.

Die Reduktion der Techniken auf so wenige ist möglich, weil wir bei den Weichteilbehandlungen nicht ganze Muskelgruppen und die umgebenden Faszien, sondern nur **Schlüsselpunkte** – die sogenannten **Tenderpoints** (empfindliche Punkte) – behandeln. Die sofortige – jedoch nur kurzfristige – Entspannung des Muskels kennen wir aus der Neuraltherapie, bei der ein lokales Betäubungsmittel an den Tenderpoint gespritzt wird. Längere Wirksamkeit erreicht man durch das sogenannte Dry Needling. Hier wird nur mit einer Akupunkturnadel (ohne die Injektion eines Medikaments) der Tenderpoint gestochen. Wir verwenden hier mit der AKUPERM-Methode völlig schmerzfrei Akupunkturpflaster aus der Ohrakupunktur mit kleinen Kügelchen. Trotz ihrer Winzigkeit enthalten diese millimetergenau gesetzten Reize eine therapeutische Potenz, gegen die kein uns bisher bekanntes Reizverfahren sowohl in Wirksamkeit als auch Nachhaltigkeit ankommt.

Über 80 % der Akupunkturpunkte entsprechen Tenderpoints. Akupunkturpunkte sind nicht nur durch Auslösen eines Druckschmerzes, sondern auch auf der direkt darüber liegenden Haut mit einem elektrischen Hautwiderstandsmessgerät zu finden. Das heißt, auch die Haut reagiert direkt über dem Tenderpoint auf die Verspannung einer Faszie. Diese Reaktionspunkte sind wiederum therapeutisch nutzbar. Das haben schon die antiken Chinesen gewusst. So haben sie beispielsweise den Ansatzpunkt des nach langen Märschen häufig verspannten Musculus tibialis anterior mit einem Reiskorn beklebt und konnten mithilfe dieses auch „Drei Dörfer" genannten Punktes (auch Magen 36) an der Schienbeinkante etliche Kilometer schmerzfrei weiterwandern.

Durch das Nutzen dieser uralten Technik können wir die Physiotherapie revolutionieren, indem wir statt langwieriger und oft schmerzhafter Massagen über die Tenderpoints ein kleines Kugelpflaster (Akupunkturpflaster) kleben. Die Entspannung des Muskels erweist sich dadurch als extrem nachhaltig. So konnten wir in den letzten 30 Jahren mit dieser Weichteiltechnik vielen Tausend Patienten mit durchschnittlich nur drei Behandlungen sehr erfolgreich ihre orthopädischen Probleme lindern.

Und wie wir durch die Kenntnis der Sympathikus-Therapie wissen, haben auch sehr viele neurologische, dermatologische und internistische Erkrankungen und vor allem Heilungsstörungen eine orthopädische Ursache.

Wir wünschen Ihnen viel Freude beim Lesen des Buches und der Anwendung von Sympathikus-Therapie und Kugelpflaster.

Dieter Heesch und Andrea Oberhofer

Vorwort zur dritten Auflage

Die Sympathikus-Therapie wurde in ihren Grundzügen im Jahr 2003 entdeckt und bis zur ersten Buch-Veröffentlichung im Jahr 2018 weiterentwickelt. Seither ist das Grundkonzept der Methode kaum verändert worden. Das Wirkmodell hat sich als überaus realitätstüchtig erwiesen.

Die aus den Akupunkturerfahrungen des Entdeckers Heesch entwickelte spezielle Methode der Tenderpoint-Behandlung mit **Mikropressur** und **Akuperm** erwiesen sich als sehr effizient und extrem nachhaltig. Die Reposition des verdrehten und den Sympathikus im Grenzstrang mechanisch bedrängenden Wirbels ist aber die Grundvoraussetzung für den Erfolg der Sympathikus-Therapie. Somit wäre die Sympathikus-Therapie primär eine Sache der **Manualtherapie**.

Die Erfahrung zeigt jedoch, dass es oft allein durch die mittels der genauen Tenderpoint-Reizung erzielte Muskelentspannung zu einer Spontandeblockierung des verdrehten Wirbels kommt. So ist es auch Therapeuten, die bisher keinen Zugang zur manuellen Behandlung hatten, möglich, mittels Anwendung von Kugelpflastern oder Dauernadeln die Sympathikus-Therapie sehr erfolgreich anzuwenden.

Nach nun mittlerweile 20 Jahren Erfahrung mit der Tenderpoint-Behandlung mittels Mikropressur und Akuperm haben wir den Eindruck gewonnen, dass diese Anwendung auch für viele andere Anwendungen, v.a. in der Physiotherapie, das Nonplusultra darstellen. Nie zuvor haben wir schneller und derart nachhaltig Erfolg in den meisten orthopädischen Belangen erzielen können.

In den Seminaren sind teilweise kritische Fragen gestellt worden, die wir aus Zeitmangel oder weil es die Struktur des Seminars sprengen würde, nicht beantworten konnten. Wir haben deswegen der dritten Auflage ein **Diskussionskapitel** hinzugefügt. Wir hoffen diese Fragen damit zufriedenstellend beantwortet zu haben.

Wir wünschen zum Wohle der Patienten viel Erfolg mit der Sympathikus-Therapie.

Dieter Heesch und Andrea Oberhofer,
Erlangen und Geesthacht im Juli 2023

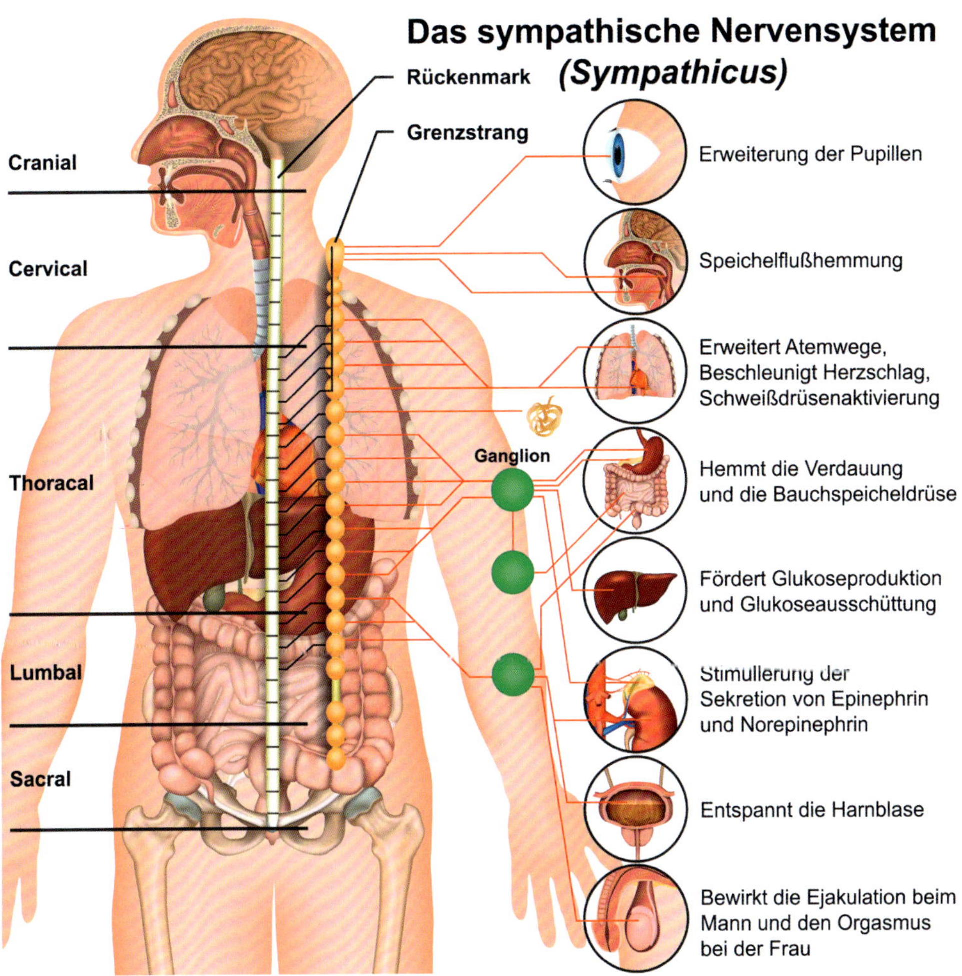

Abbildung 1: Die Wirkung des Sympathikus auf die Organe

Einleitung

Sympathikus-Therapie – Die Revolution der Manualtherapie

Die antiken Chinesen sahen im gestörten Fluss des **Qi** die Ursache für die Entstehung von Krankheiten, die Griechen in einer Dysbalance der vier Körpersäfte (= Humoralpathologie). Seit Virchow setzte sich dann die Zellularpathologie in der Medizin durch. Schon damals war bekannt, dass viele Erkrankungen durch Blockierungen der Wirbelsäule verursacht wurden. Das führte zu dem Paradigma der Manualtherapie: „Die Wirbelsäule ist Ursache und Wirkung in sich." Wie jedoch konnte sich die Wirbelsäule krankmachend auf die Zellen auswirken? Der Entdecker der Osteopathie – Andrew Taylor Still – verdächtigte schon vor 140 Jahren die Faszien in ihrer Gesamtheit als Vermittlungsorgan, die durch Fehlspannungen negativ auf die Zellen einwirken und diese so erkranken ließen. Diese These besteht in der Osteopathie und vielen Schulen der Manualtherapie bis heute unverändert.

Vielleicht sollten wir nun 140 Jahre später im **Zeitalter der Informationstechnologie** versuchen, unsere diesbezüglichen Erkenntnisse zu nutzen, um ein neues Verständnis für die Entstehung von orthopädisch ausgelösten Krankheiten zu erwerben. Wenn wir Krankheit als Störung der **„Software"** begreifen, kommen wir automatisch zum vegetativen Nervensystem. Hier bietet sich der **Sympathikus als „Generalist"** des körperlichen „Betriebssystems" an. Versuchen wir einmal, uns von den Faszien als Vermittlungsinstanz zu lösen und stattdessen Störungen des Sympathikus als Krankheitsursache zu betrachten. Die bisher so nicht gekannten Erfolge der Sympathikus-Therapie legen nahe, dass hier ein richtiger Weg eingeschlagen wurde.

Moderne Zeiten

Unsere Zeitschriften sind zurzeit übervoll mit Berichten aus dem Silicon Valley, wo derzeit Milliarden in die medizinische Forschung gesteckt werden mit der Vision, über Gentechnik, Bioengineering etc. fast alle Krankheitsgeißeln alsbald beherrschen zu können.

Der Dominanz der Technik steht nun die Sympathikus-Therapie in der Medizin diametral entgegen. Vergleicht man jedoch die Vielzahl und Komplexität der mit ihr behandelbaren Krankheiten und den Minimalismus der neuen Methode, so drängt sich ein Vergleich mit dem **Smartphone** auf, eine Krönung der modernen Technik.

Letzteres vermag die erstaunlichsten komplexen Fähigkeiten in einem winzigen Gerät zu bündeln: Es ist Telefon, Kamera, Kalender, Wecker, Radio und Musikplayer in einem und als GPS bietet es zusätzlich überall auf der Welt Orientierung. Durch den Internetzugang dient es der Übermittlung von Fotos und Briefen, es bietet die Möglichkeit Einkäufe zu tätigen und weiterhin sich das Wissen der Welt anzueignen.

So ähnlich ist es mit der **Sympathikus-Therapie**: Allein mit anatomischen Kenntnissen der Wirbelsäule, zwei sensitiven Händen, einem Kugelschreiber und einem winzigen Kugelpflaster vermag diese genannte neue Methode ein extrem weites Spektrum von Erkrankungen erfolgreich zu behandeln. Hier ist die Beschränkung auf **chronische, lokal begrenzte Syndrome, deren Ursache bisher nicht bekannt sind,** wesentlich. Bei diesen Erkrankungen liegen im Allgemeinen selten im Röntgen oder Kernspin nachweisbare strukturelle Veränderungen vor (als Ausnahmen hiervon seien genannt: Heberden-„Arthrose", Kalkschulter, Karpaltunnelsyndrom, Dupuytren'sche Kontraktur, Achillodynie). Gerade hier kann die Sympathikus-Therapie abhelfen, auch wenn die Syndrome schon Jahrzehnte alt sind. Ja, gerade dann ist sie erfahrungsgemäß sehr erfolgreich.

Dennoch dauert die Behandlung oft nur wenige Minuten. Das mag die folgende Aufzählung einiger **komplex** erkrankter Patienten verdeutlichen, die kürzlich in meine Praxis kamen und sie recht zufrieden wieder verließen: Ein 60-jähriger Mann, der gleichzeitig mit Migräne, nächtlichem Schwitzen über dem Brustbein, Schmerzen im Bereich des Gesäßes und einer Achillodynie kam. Zuvor war eine Frau mit einem trockenen Auge, Herzrhythmusstörungen, einem Reizdarm und nächtlichen Wadenkrämpfen erschienen. Weiterhin wurde eine Patientin mit einem rezidivierenden Lippenherpes, einem Schulter-Arm-Syndrom rechts und einer Post-Zoster-Neuralgie am Trochanter links erfolgreich behandelt. Sie kam auf Empfehlung ihres Mannes, dem die Sympathikus-Therapie seinen Schwindel, die Parästhesien im linken Arm und endlich auch seinen Fersensporn erträglich machte. Sie will jetzt ihre Freundin schicken, die unter einem Tinnitus, einer Heberden-Arthrose und „Burning Feet" leidet.

Bei allen diesen unterschiedlichen Erkrankungen – chronisch, und lokal begrenzt – sind wir sehr zuversichtlich, dem Patienten seine Beschwerden erheblich zu lindern, wenn nicht gar ihn ganz davon zu befreien.

Höhepunkte der Anwendbarkeit der Methode sind jahrelange Heilungsstörungen nach Verletzungen oder Operationen.

All das soll man nur mit den Händen und kleinen Akupunkturpflastern recht zuversichtlich mit durchschnittlich drei bis vier Behandlungen erreichen können? Wie kann das möglich sein?

Der Antwort auf diese Frage möchten wir in unserem Buch nachkommen.

1. Aufbau und Funktion des vegetativen Nervensystems

1.1 Steuerung lebenswichtiger Organfunktionen

Die Energie, die unser Körper für die Aufrechterhaltung seiner Funktionen sowie für körperliche und geistige Tätigkeiten benötigt, wird durch den Stoffwechsel der Zellen bereitgestellt. Stoffwechsel bedeutet, dass Zellen mit Nährstoffen und Sauerstoff beliefert und von den Stoffwechselprodukten befreit werden müssen. In allen Geweben des Körpers findet also ein **ständiger Stoffumsatz** statt, bei dem sich aufbauende (anabole) und abbauende (katabole) Vorgänge in einem **Gleichgewichtszustand** befinden sollten. Dies jedenfalls strebt der Körper in jedem Moment an. Diesen vom Organismus für die Gesunderhaltung und die optimale Funktion des Körpers angestrebten Gleichgewichtszustand des **inneren Milieus** nennt man **Homöostase**.

Die Erhaltung dieses inneren Gleichgewichtzustands und damit aller lebenswichtigen Körperfunktionen ist die Aufgabe des vegetativen Nervensystems.

Das vegetative Nervensystem erfüllt seine koordinierende Funktion ohne willentliche Einflussnahme. Daher wird es auch als **autonomes** Nervensystem bezeichnet. Damit die Koordination ohne Beeinträchtigung ablaufen kann ist es Voraussetzung, dass das vegetative Nervensystem mit den inneren Organen und Geweben in einem ununterbrochenen Informationsaustausch steht. Mit der Sympathikus-Therapie behandeln wir die **pathogene Störung** dieses Informationsflusses.

1.2 Gegenspieler und getrennte Aufgabenbereiche

Das **periphere** vegetative Nervensystem wird in drei große Anteile gegliedert, die sich gegenseitig ergänzen (synergistisch und antagonistisch), aber auch ganz getrennte Aufgabenbereiche haben.

Der **Sympathikus** ist der ergotrophe, also für die **Leistungssteigerung** verantwortliche Teil des Vegetativums. Er bereitet auf Stresssituationen und nach außen gerichtete Aktionen vor: Organe, die für **„Flucht oder Kampf“** wichtig sind, wie z. B. die Skelettmuskulatur, das Herz, die Lunge (Bronchien), werden vom Sympathikus „angeregt“. Andere Organe, die für die Bewältigung von Stresssituationen weniger wichtig sind, werden von ihrer Funktion her gedrosselt (z. B. die Verdauungsorgane).

Der zweite große Anteil ist der **Parasympathikus**, der vor allem für Nahrungsaufnahme, Verdauung und Ausscheidung zuständig ist und damit für das **Wiederherstellen der Energiereserven** (trophotrop). Er versorgt hauptsächlich die inneren Organe (und damit das sogenannte **entodermale** Gewebe). **Sehr wichtig ist, dass er im Bereich des muskuloskelettalen Systems**, also dem **mesodermalen und ektodermalen Gewebe**, so gut wie nicht vorhanden ist. Er hat dort die Ernährung betreffend keine Wirkung. Denn den **Tonus der Blutgefäße** und damit den **Ernährungszustand der Gewebe** (Trophik) bestimmt der Sympathikus. Gewebe, die aus dem sogenannten **Mesoderm** und **Ektoderm** stammen, können sich nur dann regenerieren, wenn der Sympathikus in seiner Funktion herunterfährt.

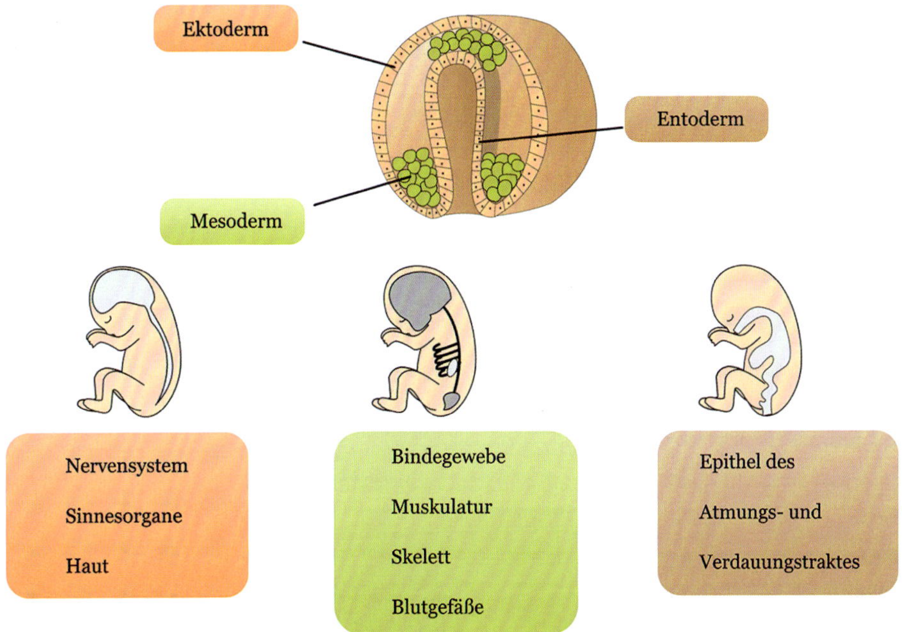

Abbildung 2: Keimblätter

Ein Blick auf die **Tabelle** (Seite 14) über die unterschiedlichen Versorgungsbereiche und Funktionen von Sympathikus und Parasympathikus, wird dies noch verdeutlichen.

Enterisches Nervensystem

Das enterische Nervensystem, als dritter Anteil des Vegetativums, ist ein komplexes Geflecht von Nervenzellen, das den ganzen Verdauungstrakt durchzieht. Es stellt ein **selbstständiges Regelsystem** dar, unterliegt aber ebenso den Signalen von Sympathikus und Parasympathikus, um mit dem Gesamtorganismus zu harmonisieren.

Organ	Sympathikus	Parasympathikus
Allgemeine Reaktion des Gesamtsystems	ergotrop, energieverbrauchend, leistungssteigernd	trophotrop, energieliefernde Prozesse, Ernährung und Regeneration
Großhirnrinde	Bewusstseinssteigerung	keine Wirkung
Auge:		
Tränendrüsen	keine bekannt	Sekretion
Pupille	Erweiterung	Verengung
Speichelsekretion	dickflüssig	dünnflüssig
Herzfrequenz	beschleunigend	verlangsamend
Gefäße:		
Aa. Coronariae (Herz)	Vasokonstriktion	keine Wirkung
Muskelgefäße	Vasokonstriktion (auch Dilatation)	keine Wirkung
Nierengefäße	Vasokonstriktion	keine Wirkung
Haut-, Schleimhaut- und Eingeweidegefäße	Vasokonstriktion	keine Wirkung
Haut (Funktionen)	Schweißsekretion, Piloarrektion	keine Wirkung
Bronchien	Erweiterung	Verengung
Magen-Darm-Trakt:		
Peristaltik	vermindert	vermehrt
Sphinkteren	Kontraktion	Relaxation
Drüsensekretion	Abnahme (oder kein Effekt)	Zunahme
Leber	Glykogenolyse	Glykogenese
Gallenblase	Relaxation	Kontraktion
Hormone:		
Nebennierenmark	Absonderung von Adrenalin / Noradrenalin	keine Wirkung
Niere	Reninfreisetzung (Blutdruck erhöht)	keine Wirkung
Harnblase		
Muskulatur	Erschlaffung	Kontraktion
Sphinkter	Kontraktion	Erschlaffung
Reproduktive Organe		
männlich	Ejakulation	Erektion
weiblich	Orgasmus	Sekretion

Tabelle 1: Funktionen des Sympathikus und Parasympathikus

1.3 Anatomische Lage und Verlauf

Im Folgenden möchten wir hauptsächlich auf die anatomischen Gegebenheiten des **Sympathikus** eingehen und den Parasympathikus nur streifen, **denn die manuelle Therapie des Vegetativums ist eine Therapie des Sympathikus**. Nur dieser kann aufgrund seiner anatomischen Lage im **Grenzstrang**, der so heißt, weil er direkt an die Wirbelsäule angrenzt, blockierungsbedingt erkranken (Abschnitt 3.3).

Sympathikus

Die perlschnurartige Ganglienkette des Sympathikus (Grenzstrang) liegt auf beiden Seiten **paravertebral** der Wirbelsäule, weshalb diese auch als **paravertebrale Ganglien** bezeichnet werden. Der Grenzstrang, fälschlicherweise auch **Truncus sympathicus** genannt (denn er enthält auch sensible Fasern), erstreckt sich beidseits von der Schädelbasis bis zum Steißbein. Er bildet insgesamt eine Ganglienkette von 22–23 Ganglienpaaren. Diese paravertebralen Ganglienketten verbinden sich am Steißbein im Ganglion impar.

Der Grenzstrang bildet in seinem Verlauf beidseits je:

- 2–3 cervikale
- 10–13 thorakale
- 4 lumbale
- 4–5 sakrale Ganglien
  (Haensch 2009)

Die Ganglien sind untereinander über die Rami interganglionares verbunden.

Die übergeordneten **Zentren des Sympathikus** liegen im **Hypothalamus**, im Hirnstamm sowie in der **Formatio retikularis**. Von hier werden die Impulse zu den im Rückenmark liegenden Kerngebieten gesendet. Diese Nervenzellkörper des **peripheren** Sympathikus liegen im Seitenhorn (Nucleus intermediolateralis) des Rückenmarks in Höhe der Segmente C8 bis L2 (L3). Aufgrund dieser Lage bezeichnet man den Sympathikus auch als **thorakolumbales System**.

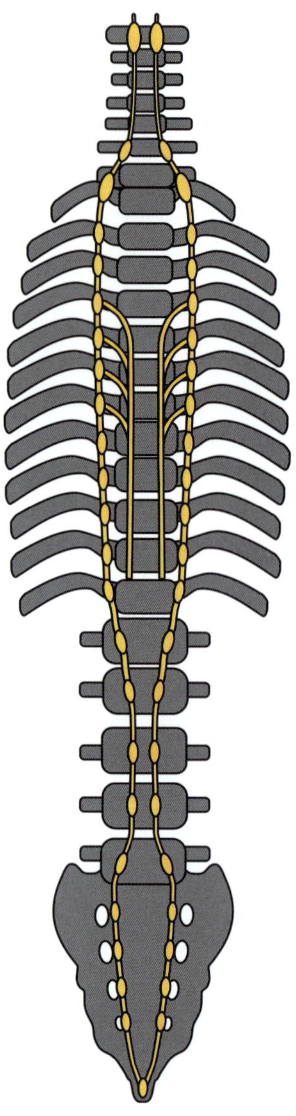

Abbildung 3: Der Grenzstrang mit dem Sympathikus zieht an der Wirbelsäule entlang vom Occiput bis zum Os coccygis

Im Grenzstrang hebt sich die segmentale Ordnung auf

Die Fasern dieser **ersten sympathischen Neurone** verlassen den Spinalkanal gemeinsam mit den Spinalnerven über die vorderen Wurzeln und treten dann aus den Foramina intervertebralia aus. So weit ist der Weg der sympathischen Fasern noch segmental gegliedert. Nach dieser kurzen Strecke allerdings verlassen die sympathischen Fasern den gemeinsamen Weg mit den Spinalnerven, um nun über die Rami communicantes albi in den Grenzstrang einzutreten. Im Grenzstrang selbst können diese Fasern mit mindestens sieben (Wankura-Kampik 2010) Grenzstrangganglien Kontakt aufnehmen und so ihre Informationen streuen und verteilen. **Das bedeutet, dass ab dem Beginn des Eintritts in den Grenzstrang die segmentale Ordnung verloren geht.**

Nach Eintritt in den Grenzstrang schalten diese Fasern dann entweder gleich auf das zweite Neuron um (Bereich TH1–5), oder die Fasern durchlaufen den Grenzstrang ohne Umschaltung und werden dann erst in einem externen prävertebralen Ganglion vor der Wirbelsäule umgeschaltet. Diese prävertebralen Ganglien heißen Ganglion coeliacum, Ganglion mesenterium superius und inferius sowie Plexus hypogastricus. Über diese externen Nervengeflechte, die sich vor allem im Bereich der Aorta befinden, findet die Umschaltung auf das **zweite Neuron** zur Versorgung der Bauch- und Beckenorgane statt.

Zielstrukturen dieser postganglionären sympathischen Neurone sind die glatte Muskulatur von Blutgefäßen und Hohlorganen, das Erregungsbildungs- und Leitungssystem des Herzens, die Mm. arrectores pilorum der Haut sowie allgemein Drüsengewebe. In neuerer Zeit wurde der juxtaglomeruläre Apparat der Niere, das Fettgewebe und die lymphatischen Organe hinzugenommen (Haensch, 2009).

Der Grenzstrang, auch Truncus sympathicus, fungiert somit als Verteiler des sympathischen Einflusses auf den **gesamten Körper**. Daher wird der Sympathikus auch als der **„Generalist“** des Körpers bezeichnet.

Parasympathikus

Der Parasympathikus, als zweiter großer Anteil des Vegetativums, hat einen sogenannten kranialen und einen kaudalen Anteil. Im Bereich des Kopfes treten die präganglionären parasympathischen Fasern über die Hirnnerven III, VII, IX und X in die Peripherie und schalten um auf das zweite Neuron in peripheren Ganglien, die in der Nähe des Zielorgans oder im Organ selbst liegen, **aber weiter entfernt von der Wirbelsäule** liegen. Ebenso verhält es sich im kaudalen Bereich: Hier ziehen die Fasern des ersten parasympathischen Neurons mit den Spinalnerven S2–4 in die Peripherie, um ebenso in peripheren Ganglien auf das zweite Neuron umzuschalten. Da der Parasympathikus anatomisch keine wirbelsäulennahen „Umschaltknoten“, also Ganglien besitzt, können die Strukturen der Wirbelsäule kaum einen Einfluss auf seine Funktion haben.

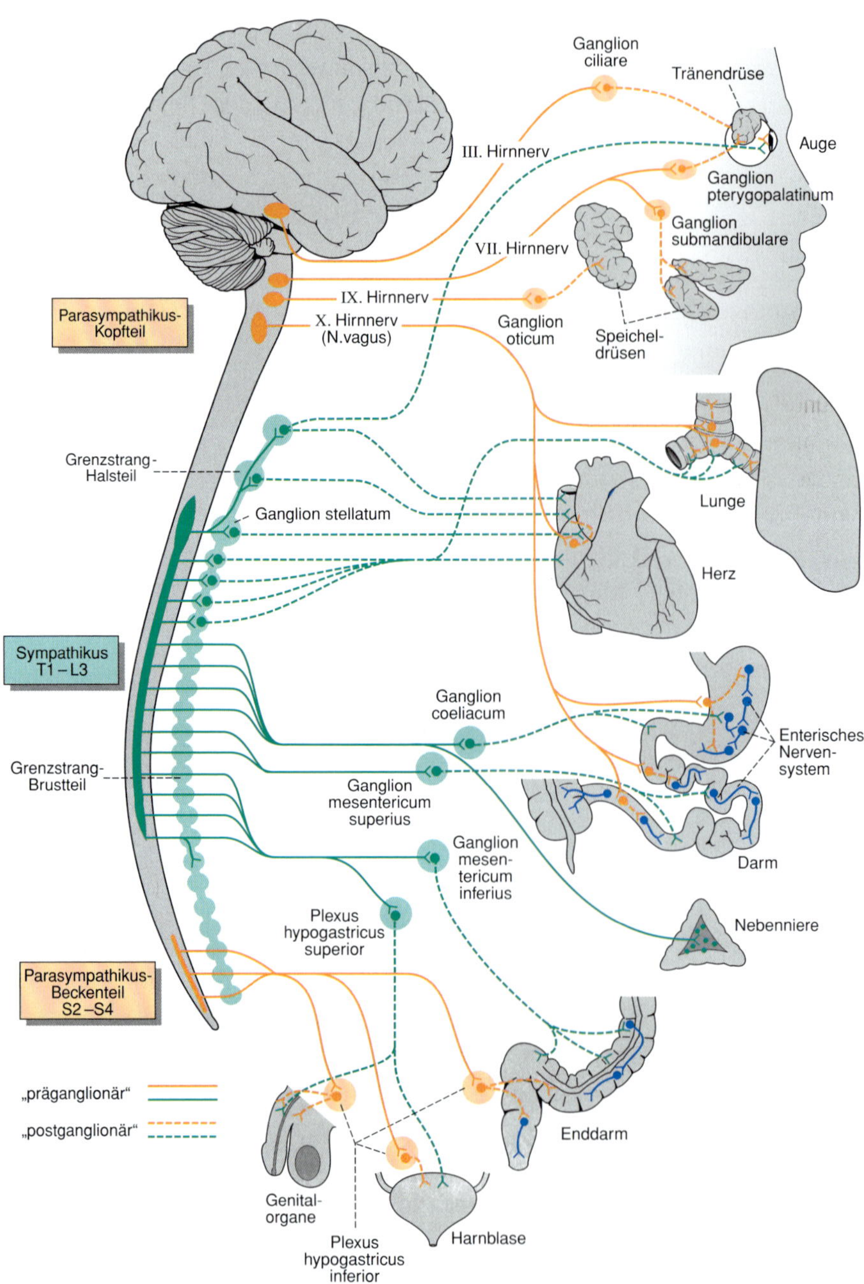

Abbildung 4: Vegetatives Nervensystem

2. Der krankhaft erhöhte Sympathikotonus

Stress zu haben ist in unserem modernen Alltag allgegenwärtig. Insbesondere durch die ständige Erreichbarkeit und die Nutzung neuer Medien. Aber unabhängig davon, wodurch Stress in der heutigen Gesellschaft oder bei jedem Einzelnen entsteht, sind die Auswirkungen auf den Menschen allgemein als negativ bewusst. Es ist sogar nachgewiesen, dass Stress auf Dauer ganz erheblich u. a. Herz-Kreislauf-Erkrankungen verursachen kann. Dabei geht es um den Stress, der als negativ und belastend empfunden wird und der vor allem **dauerhaft** ist. Die Zeit der Einwirkung macht den Schaden! Denn wenn der Körper im Wechsel von An- und wieder ausgleichender Entspannung ist, dann ist dies ein gesunder Wechsel von Anforderung und Erholung. Ein Beispiel ist unsere Abwehr: Ist der Körper gesund, also belastbar, dann kann ein auf ihn treffender Keim gut abgefangen werden. Man erkrankt also nicht zwingend, wenn man mit Krankheitskeimen in Berührung kommt.

Anders verhält es sich bei einem Organismus, der unter ständiger Stresseinwirkung anfällig geworden ist. Er erkrankt wesentlich leichter, weil es ihm an gesunder Widerstandskraft fehlt.

2.1 Energiestoffwechsel und Baustoffwechsel

Jedes Lebewesen benötigt für seinen Stoffwechsel Energie. Damit diese zur Verfügung steht, muss sie vom Organismus bereitgestellt werden. Aufgenommene Nahrung wird verdaut. Dabei wird durch die Spaltung der Nahrungsbestandteile Energie frei. Diese wird entweder dazu genutzt, um für körperliche Aktivität bereitzustehen oder für die Produktion von Körperwärme. Andererseits werden die Nahrungsbestandteile als lebenswichtige Bausteine verwendet, um Gewebe und Zellen zu erneuern. Daher unterteilt man den Stoffwechsel in Bereiche des Abbaus durch Energiefreisetzung (Katabolismus, Energiestoffwechsel) und des Aufbaus und der Synthese von Körperstrukturen (Anabolismus, Baustoffwechsel).
Die **Sympathikus-Aktivität** fällt nun in den **Bereich des Abbaus**, die des Parasympathikus in die des aufbauenden Stoffwechsels. Ein ausgewogenes Verhältnis der beiden Stoffwechselarten ist wichtig für den optimalen Zustand des Körpers.

2.2 Heilungsstörung und komplexes regionales Schmerzsyndrom (CRPS)

Die Ursache für die Entstehung chronischer, regional begrenzter Erkrankungen nach Verletzungen, wie beispielsweise das CRPS (früher Morbus Sudeck) oder das chronische Schulter-Arm-Syndrom nach einem Trauma, ist bisher unbekannt geblieben. Die Behandlung erfolgte daher immer symptomatisch. Es stellt sich die Frage, warum in diesen Fällen nicht das generelle **Prinzip der Selbstheilung** greift, wie wir es sonst von Knochenbrüchen, Bänderrissen oder vergleichbaren Verletzungen kennen. Es muss eine Ursache dafür geben, dass beispielsweise die eine Schulterzerrung folgenlos ausheilt und eine andere manchmal über Jahre schmerzhaft bleibt.

Für die folgenlose Heilung einer Fraktur oder einer Wunde ist eine gute **Durchblutung** und ebenso ein guter **Abtransport von Stoffwechselprodukten** der betroffenen Region erforderlich. Das bedeutet, dass der Stoffwechsel optimal ablaufen sollte. Man nennt den Ernährungs- und Stoffwechselzustand eines Organismus oder Gewebes **Trophik**. Eine Verschlechterung der Trophik kann den ganzen Organismus betreffen, wie z. B. durch Mangelernährung (Darmerkrankungen wie Morbus Crohn), aber es kann auch zu lokalen Störungen der Trophik kommen. Dies geschieht durch einen gestörten Stoffwechsel, hervorgerufen durch **Fehlregulation vegetativer Nerven**. Das ist der Bereich der Sympathikus-Therapie.

Das komplexe regionale Schmerzsyndrom (CRPS) ist ein gutes Beispiel, wie es durch eine Fehlregulation der Stoffwechselleistung zu Störungen der Trophik und auf deren Boden dann zu einem gestörten Heilungsverlauf kommen kann.

Dem CRPS geht immer ein Trauma voraus. Dies ist in vielen Fällen eine Fraktur, z. B. am Unterarm oder Fußknöchel. Es kann aber auch etwas ganz Banales sein, wie eine leichte Prellung oder eine kleine Wunde. Der zunächst normale Heilungsablauf wird auf einmal gestört: Es treten dann, teilweise erst nach Wochen, Schmerzen in der betroffenen Region auf, die nicht mit dem ursprünglichen Trauma in Verbindung gebracht werden können. Außer den im Vordergrund stehenden Schmerzen zeigen Betroffene weitere Symptome wie Berührungsempfindlichkeit, Wassereinlagerungen und gestörte Beweglichkeit. Daher wird es auch als **komplexes lokales Schmerzsyndrom** (engl. **c**omplex **r**egional **p**ain **s**yndrome) bezeichnet. Die Ursache dafür, warum jemand ein CRPS entwickelt, war bislang noch nicht geklärt. Wir meinen aber durch das **Modell der vertebo-vegetativen Kopplung** (Kapitel 3) nun **einen wesentlichen Faktor** benennen zu können, warum der eine Patient ein CRPS entwickelt und der andere nicht.

Hier die klassischen Zeichen eines CRPS:

- gestörte Sensorik: Hyperalgesie auf thermische oder mechanische Reize
- gestörte Vasomotorik: Veränderung der Hautfarbe, Temperatur, Schwellung
- gestörte Sudomotorik: vermehrtes Schwitzen
- gestörte Beweglichkeit
- gestörte Trophik: glasige Haut
- im fortgeschrittenen Stadium kann es zu einer Demineralisierung des Knochens kommen

Das CRPS ist für den Sympathikus-Therapeuten deshalb interessant, weil die **lokalen chronischen Erkrankungen**, die den Arbeitsbereich der Sympathikus-Therapie darstellen, auch eine Form des CRPS sind: Sie sind sozusagen eine **„Minor Form"** des CRPS, also ein kleines CRPS. Warum das so ist, werden wir im Weiteren darstellen.

2.3 Das Milieu ist alles!

„Le microbe n'est rien, le terrain c'est tout!"
Claude Bernard

Es ist bekannt, wie sich dauerhaft hohe Anforderungen im Alltag, ob im Beruf oder im Privatleben, auf den Einzelnen auswirken können. Daher zielen **Entspannungsverfahren** vor allem darauf ab, die **Regeneration** des Menschen zu fördern. Auch in der Naturheilkunde steht dieser Bereich im Vordergrund: dem Menschen durch Anwendungen oder Mittel Erholungsphasen zu ermöglichen, damit er gesund bleibt oder wird (die „Selbstheilungskräfte anregen").

Es wird also mit unterschiedlichsten Methoden gearbeitet (z. B. mit Ausleitungsverfahren), um die Wirkung von Stress auf den Organismus zu reduzieren und das **Milieu** (z. B. den Säure-Basen-Haushalt) so zu regulieren, dass es zur Gesundung des Kranken führt.

Die **dauerhaft** körperlich-seelische Sympathikotonie, also **ständiger Stress**, ist als Gefahr für die Gesundheit erkannt. Die Frage ist nun: Gibt es eine Sympathikotonie auch nur **lokal begrenzt**? Kann es sein, dass das Milieu auch nur in einem beschränkten „Terrain" alles ist? Und wie könnte Sympathikotonie entstehen? Schon damals gab der Chirurg Paul Sudeck darauf einen Hinweis, ohne über die **Ursache** der von ihm beobachteten Phänomene eine Antwort zu geben: eine andere Bezeichnung für den immer **lokal begrenzten** Morbus Sudeck lautet **Sympathische Reflexdystrophie**. Das bedeutet, ein Morbus Sudeck entsteht durch einen sympathischen Reflex. Worauf jedoch reagiert der Sympathikus? Und wie entsteht das CRPS? Die bislang erfolgreichste Therapie bei einem fortgeschrittenen CRPS gibt uns einen Hinweis: die neuraltherapeutische **Sympathikus-Blockade** im Grenzstrang.

2.4 Die Sympathikus-Blockade

Bei Erkrankungen, bei denen von einer Regulationsstörung durch den Sympathikus ausgegangen wird, versucht man durch die **Unterbrechung seiner Wirkung** die Krankheit auszuheilen. Dieses Behandlungsverfahren wird z. B. bei einem fortgeschrittenen CRPS oder auch bei übermäßigem Schwitzen (Hyperhidrosis) angewendet. Mit einem Lokalanästhetikum wird dann das entsprechende Ganglion (Nervenknoten) im Grenzstrang angespritzt und betäubt. Eine vorübergehende Unterbrechung der Wirkung des Sympathikus soll dann zur Normalisierung des Stoffwechsels in der betroffenen Region und letztendlich zur Heilung der Krankheit bzw. zur Normalisierung der Symptomatik beitragen.

Die therapeutische Grenzstrangblockade bei einem CRPS ist aber nur dann sinnvoll, wenn man davon ausgeht, dass der Sympathikus **dauerhaft** aktiv ist und sich deshalb in dem von ihm versorgten Gebiet **dystroph** auswirkt und Dauerschmerzen (CRPS) verursacht.

Was kann dazu führen, dass der Sympathikus dauerhaft aktiv ist? Das **Modell der vertebro-vegetativen Kopplung**, das im Jahr 2005 entstanden ist, gibt Antworten auf diese Fragen.

3. Wie entstehen lokale chronische Erkrankungen?

3.1 Unerklärliche Phänomene in der Medizin

Manche Phänomene in der Medizin sind auch in unserer Zeit, mit der Möglichkeit moderner bildgebender Verfahren, nach wie vor ein Rätsel. So ist z. B. die Ursache für die Entstehung regional begrenzter Erkrankungen nach Verletzungen, wie beispielsweise dem Morbus Sudeck (CRPS) oder dem chronischen Schulter-Arm-Syndrom, bisher unbekannt geblieben. Die Behandlung konnte daher nur symptomatisch bleiben. Es stellt sich die Frage, warum in diesen Fällen nicht das generelle **Prinzip der Selbstheilung** greift, wie wir es sonst von Knochenbrüchen, Bänderrissen etc. kennen. Es muss eine Ursache dafür geben, dass z. B. die eine Schulterzerrung überwiegend folgenlos ausheilt und die andere manchmal gar über Jahre schmerzhaft bleibt, obwohl bildgebende Verfahren keine somatischen Ursachen erkennen lassen.

Wenn keine Ursache zu finden ist, weicht man eben auf andere Erklärungsmöglichkeiten aus: In der Schulmedizin wird dann z. B. die Psyche des Patienten und der psychosoziale Hintergrund als Ursache hinterfragt. Oder im Bereich alternativer Medizin wird ein energetisches Erklärungsmodell (z. B. Wandlungsphasen der TCM) herangezogen. Was aber wirklich dahintersteht, wird damit nicht greifbar. Werden trotz der nicht geklärten Ursache Behandlungserfolge erzielt, dann heißt es in Therapeutenkreisen gern: „Wer heilt, hat recht!" – Nun, wir meinen, dass ein Behandlungserfolg möglichst begründbar sein sollte und damit auch die Erfolgsaussichten auf eine Heilung oder Linderung. Und der **Erfolg** sollte vor allem **reproduzierbar** sein (ein wesentliches Kriterium von Wissenschaftlichkeit).

In der manuellen Medizin werden schon lange Zusammenhänge zwischen Wirbelblockaden und Erkrankungen bzw. Störungen von Organen gesehen. Dies führte unter Manualtherapeuten zu dem bekannten Satz: **„Die Wirbelsäule ist Ursache und Wirkung in sich."** Dazu finden sich auch verschiedene Kartografien von Zusammenhängen zwischen verschobenen bzw. blockierten Wirbeln und dadurch bedingte Erkrankungen. Die existierenden Darstellungen, sowie auch die dahinterstehende Erklärung der Zusammenhänge, sind jedoch so unterschiedlich, dass eine **einheitliche Lehre** bisher nicht vermittelbar war. Und was nicht einheitlich betrachtet werden kann, da je nach Schule eine andere Auslegung der bestehenden Zusammenhänge gegeben wurde, war es bisher auch nicht möglich gleiche Erfahrungen zu machen und eine Anerkennung in der wissenschaftsorientierten Medizin zu finden (siehe dazu Wikipedia „Manuelle Medizin").

3.2 Unterschiedliche Erklärungsmodelle

Der Blickwinkel der Manualtherapeuten richtet sich an der Wirbelsäule v.a. auf eine **Funktionsstörung der kleinen Wirbelbogengelenke**. Diese stellen die kleinste funktionelle Einheit bei einer Fehlstellung in der Wirbelsäule dar. Eine solche Blockade wird in der Manualtherapie durch die Mobilisation dieser kleinen Wirbelgelenke (Facettengelenke) wieder gelöst. Deren Blockierung ist wegen einer perikapsulären Schwellung auch direkt palpabel. Werden Impulstechniken (Manipulation) angewandt, ist in den überwiegenden Fällen ein **„Knacken"** zu hören, welches mit einer tastbaren Reduzierung der perikapsulären Schwellung im Bereich der kleinen Wirbelgelenke einhergeht. Oft bessern sich nach der Behandlung dieser Gelenke auch unterschiedlichste Syndrome in der Peripherie. Diese Erfahrung führte unserer Meinung nach zu der Belegung eines jeden Wirbels mit einem zugeordneten Syndrom in der Peripherie.

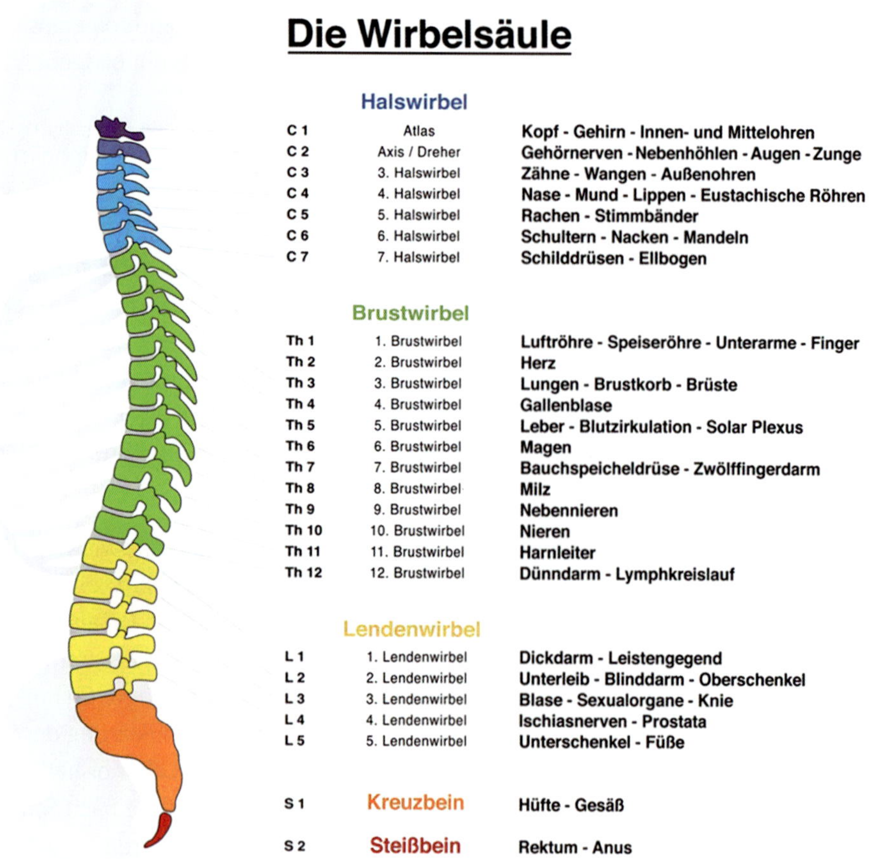

Abbildung 5: Kartografie 1

Es lag also nahe, eine irgendwie gestaltete Verbindung von kleinen Wirbelgelenken und peripheren Erkrankungen anzunehmen. Die direkten Erfahrungen des „Knackens“ der kleinen Wirbelgelenke und der nachfolgenden Besserung unterschiedlichster Syndrome in der Peripherie scheinen überaus beeindruckend und damit prägend zu sein. So hinterfragen Manualtherapeuten meist obigen Analogieschluss nicht mehr, sondern suchen nur noch nach Modellen, die einen Zusammenhang von **Blockierung der kleinen Wirbelgelenke** und peripherem Syndrom physiologisch erklärbar machen.

Manche dieser Modelle gehen von einer mechanischen Irritation des somatischen Nervensystems aus. **Da eine Wirbelblockierung aber nur das kleine Wirbelgelenk und nicht das Foramen intervertebrale beeinflusst, ist damit eine mechanische Irritation der Radix unmöglich und dieses Modell obsolet**. Sonst müsste bei jedem Gesunden, der eine Bewegung in Retroflexion ausführt, die ja das Foramen deutlich verkleinern, sofort Sensationen wie Kribbeln oder einschießende Schmerzen eintreten! Da aber die Blockierung eine **Bewegungseinschränkung** des Gelenks darstellt, kann diese schon insofern nicht das Foramen derart verengen, als dass die im Liquor frei flottierende Nervenwurzel bedrängt werden könnte.

Augenblicklich dominiert in den Institutionen der Manualtherapie das **Modell der Vermittlung pathogener Reize über Propriorezeptoren** in gelenknahen Strukturen. Diese sollen sich dann über WDR-Neuronen und sympathische Thalamuskerne auf periphere Organe auswirken (Nazlikul, Manuelle Medizin 2014). Das Modell ist zwar theoretisch sehr ausgereift, basiert aber nur auf elektrischen Surrogatparametern. Es endet schlussendlich im Irgendwie und Irgendwo, quasi in einer Black Box im Gehirn, wie sie schon Bergsmann 1977 für sein Modell des „segmental-reflektorischen Komplexes“ (SRK) dargestellt hat.

Nach dem Modell der Propriozeption wäre jeglicher Blockierung eines kleinen Wirbelgelenks eine pathogene Potenz inhärent, was zu den unterschiedlichen bekannten Kartografien geführt hat. Das Modell war jedoch theoretisch unbefriedigend. Es widersprach den täglichen Erfahrungen in der Praxis, denn es waren nur manchmal die Zuordnungen der erwähnten Kartografien zu bestätigen.

3.3 Das Modell der vertebro-vegetativen Kopplung (MvvK)

Lange vor der Entwicklung des vertebro-vegetativen Modells war der Autor Dieter Heesch zu der Überzeugung gekommen, dass außer bei Wurzelreizsyndromen HWS und LWS nichts mit chronischen Syndromen der Extremitäten zu tun haben. Denn im Gegensatz zu den Wirbelsäulenabschnitten BWS und ISG gelang es ihm nicht, an LWS und HWS regelmäßig zu peripheren Extremitätensyndromen **korrespondierende Blockierungen** zu finden. Hier waren die Blockaden nur **lokaler Art** (Schmerz, Bewegungseinschränkung im Bereich des Wirbelgelenks) und es gab nach der Lösung der Blockierung auch keine sofortige und eindeutige Besserung in der Peripherie.

Diese Erfahrung führte zur Entwicklung des Wirkmodells der Sympathikus-Therapie: dem Modell der vertebro-vegetativen Kopplung (MvvK).

Eine andere Betrachtungsweise, hervorgegangen aus der täglichen Praxis:
Wenn man die Blockierung an der Wirbelsäule mal von einer anderen Seite betrachtet als sonst üblich, also nicht das kleine Wirbelgelenk in seiner Funktion von Öffnen und Schließen, sondern den Blick von vorn auf die Wirbelsäule richtet, dann kann man folgende Beobachtung machen:

Im **Bereich der Brustwirbelsäule** ist bei einer Blockierung in Linksrotation eines Wirbels sein Dornfortsatz nach rechts gedreht. Die rechte Rippe wird durch die Hebelwirkung des Querfortsatzes kranialisiert, die linksseitige kaudalisiert. Dabei wird der Rippenkopf auf der linken Seite retrahiert (also nach hinten gezogen). Der Kopf der rechten kranialisierten Rippe aber wird ventralisiert und tendenziell aus seinem Gelenk luxiert. Das ist insofern nicht schwer, da der Rippenkopf in seinem Gelenk nur minimal knöchern geführt wird sondern zum größten Teil der weichen Bandscheibe aufliegt. Vor der Wirbelsäule liegt der Grenzstrang. Überwiegend sind die Grenzstrangganglien genau vor den Rippenköpfen positioniert. Eine Bedrängung durch eine blockierte und damit dauerhaft ventralisierte Rippe (inklusive der begleitenden Kapselschwellung) ist fast unausweichlich, zumal der Grenzstrang durch die ihn fixierende Fascia endothoracica nicht ausweichen kann.

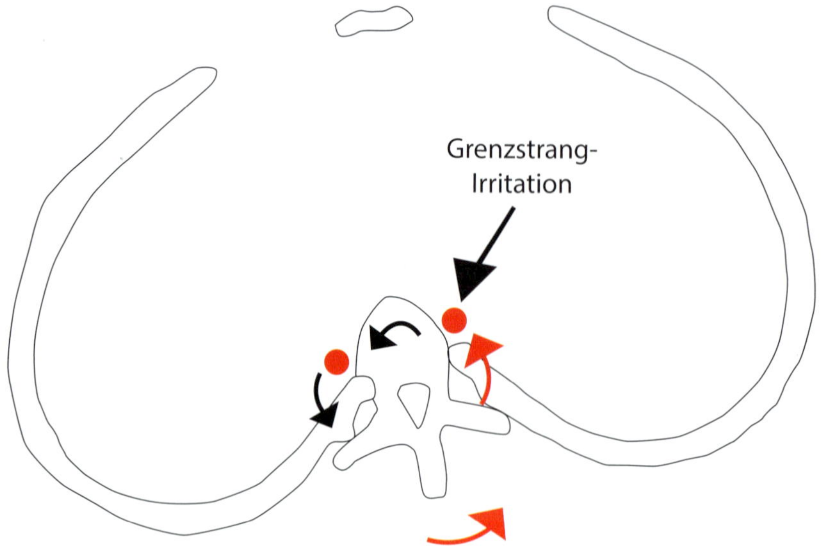

Abbildung 6a: Rippenmechanik

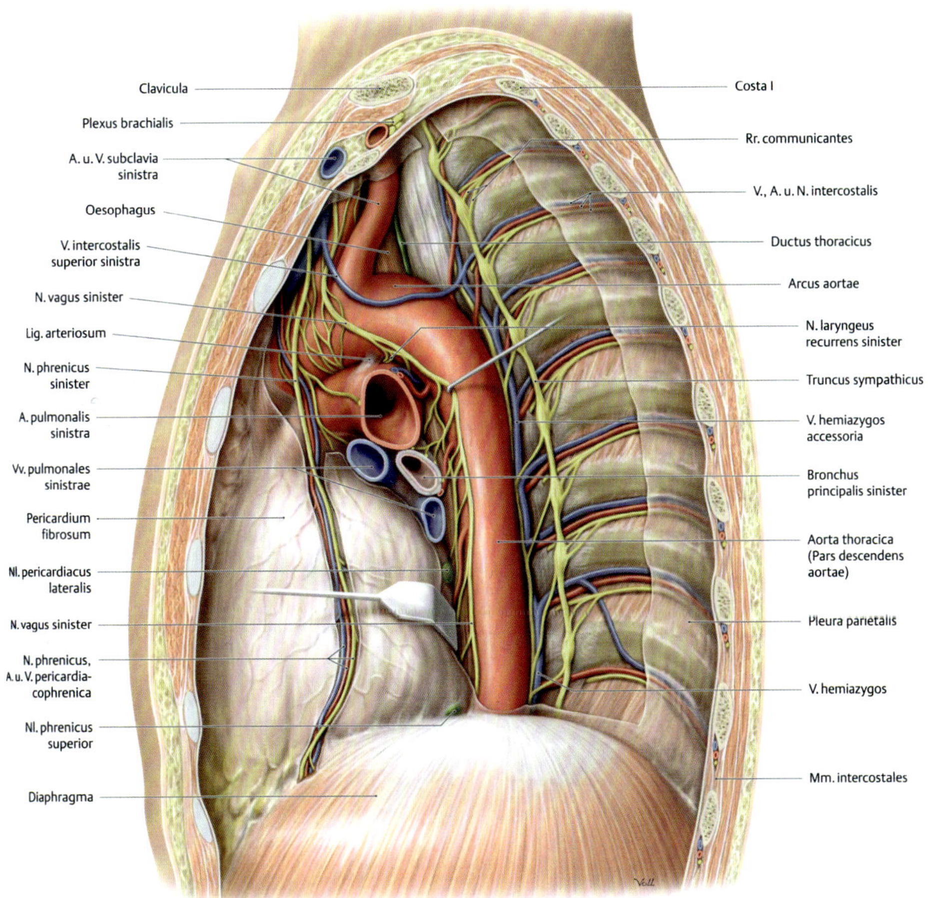

Abbildung 6b: Grenzstrang

Zu dieser Mechanik gibt es auch drei Videos auf **Youtube.com** (Sympathikus-Therapie, Rippenbewegung von hinten und seitlich, mit Grenzstrang).

Der Grenzstrang wird dann (vergleichbar mit einer somatischen Nervenwurzel, die durch eine prolabierte Bandscheibe bedrängt wird) gegen die ihn fixierende Fascia endothoracia gedrückt. Je nachdem, ob vor dem ventralisierten Rippenkopf ein Grenzstrangganglion liegt oder nicht, wird es zu einer Irritation der in dem Ganglion verlaufenden Nervenfasern kommen (Kapitel 4 und 5).

HWS und LWS haben keine rippenähnlichen Kontaktstellen

Diese Mechanik der Grenzstrangirritation bei einer Blockierung ist an der Wirbelsäule in ähnlicher Form nur in den Abschnitten **Kopfgelenke** und **Iliosakralgelenk** denkbar. Denn nur hier gibt es **rippenähnliche Verbindungen**: das Os occipitale mit dem Atlas und das Os sakrum mit den angrenzenden Ossi ilii. Die **HWS und LWS aber können den Grenzstrang nicht irritieren**, weil sie nicht über rippenähnliche Gelenke verfügen, die bei einer Blockierung den Grenzstrang irritieren könnten. Dies bestätigt unsere jahrelange praktische Erfahrung von inzwischen tausendfachen Anwendungen der Sympathikus-Therapie.

Da der Grenzstrang zwar in überwiegendem Maße efferente Fasern des Sympathikus enthält (daher auch **Truncus sympathicus**), aber auch **sensible**, also afferente **Fasern**, wird es je nach Bedrängung bestimmter Fasern zu Reaktionen kommen, denn ein gereizter Nerv reagiert so, wie es seine Ontogenese vorsieht:
Wenn ein sympathischer Nervenanteil (Efferenz) betroffen ist, kommt es durch die dauerhafte Irritation zu **trophischen Störungen** in der Peripherie. Entweder allein dadurch oder im Zusammenspiel mit anderen **pathogenen Ko-Faktoren** (z. B. genetische Veranlagung) kann es dann zum Ausbruch einer **lokal begrenzten Erkrankung** oder einer Heilungsverzögerung in dem vom gereizten Sympathikus versorgten Areal kommen.
Sind eher sensible Nerven im Grenzstrang betroffen, so werden diese Parästhesien oder Schmerzen (hier überwiegend von brennender Qualität) in den von ihnen versorgten Bereichen vermitteln (vertiefende Informationen in Kapitel 4 und 5).

Verschlechterung in Ruhe

Ein häufiges Phänomen der mechanischen Grenzstrangirritation ist die **Verschlechterung durch Ruhe**. In dieser Situation wird z. B. im Bereich der BWS der Grenzstrang durch geringe Rippenexkursionen im Sitzen (Fernsehen, Autofahren) und vor allem im Schlaf (vorwiegend Bauchatmung) **dauerhaft** bedrängt. Das führt zu einer konstanten Irritation entweder von Afferenz (beispielsweise Verstärkung des Zosterschmerzes in der Nacht) oder Efferenz (Trophik-Störungen oder funktionelle Organstörungen). Tiefere Atmung untertags und bei Bewegung führt jedoch zum Absenken der Rippe und damit zu einem Zurückziehen des Rippenkopfes nach dorsal (Ausschöpfen der Restbewegung einer Blockierung). Es ist anzunehmen, dass diese extrem kurzfristige Entlastung der Nerven für eine teilweise Erholung ausreicht. Das ist sehr gut beim chronischen Schulter-Arm-Syndrom zu beobachten, wenn schon eine Sekunde nach Deblockierung des 5. Brustwirbelkörpers die Beweglichkeit im Gelenk um 50 % zunimmt. Das geschieht hier vermutlich durch einen fast explosiven Abfluss gestauter Lymphe, die sich durch den erhöhten Sympathikotonus angestaut hat.

3.4 Entstehungsgeschichte des MvvK

Von Dieter Heesch

1986 fiel mir zu Beginn meiner Tätigkeit als niedergelassener Hausarzt und Chirotherapeut auf, dass viele Patienten besonders morgens Schmerzen im unteren Rücken hatten. Diese Schmerzen zogen zusätzlich oft vom Rücken über das Gesäß hinein in die Beinaußenseite („Generalstreifen"). Auch wachten manche Patienten nachts von derartigen Beschwerden auf. Eine Viertelstunde nach dem Aufstehen, so berichteten diese, waren die Beschwerden dann aber geringer und verschwanden oft auch ganz bis zum nächsten Morgen. In diesen Fällen konnte ich feststellen, dass immer eine Blockierung des Kreuzbein-Darmbein-Gelenks (= ISG) vorlag. Das war derart regelmäßig, dass ich nach neurologischem Ausschluss eines Bandscheibenvorfalls (Lasègue-Test negativ) bei positiver Beantwortung der Frage nach einer **Verschlechterung in der Nacht** sehr zuversichtlich eine ISG-Blockierung als Ursache von Kreuzschmerzen annehmen und mich sofort dieser zuwenden konnte.

Die Deblockierung brachte dann immer eine rasche Linderung. Allerdings war diese oft nicht von langer Dauer. Bald bemerkte ich einen **schmerzhaften Punkt** (= Tenderpoint) am Darmbeinstachel, genauer an dessen **medialer Kante**.

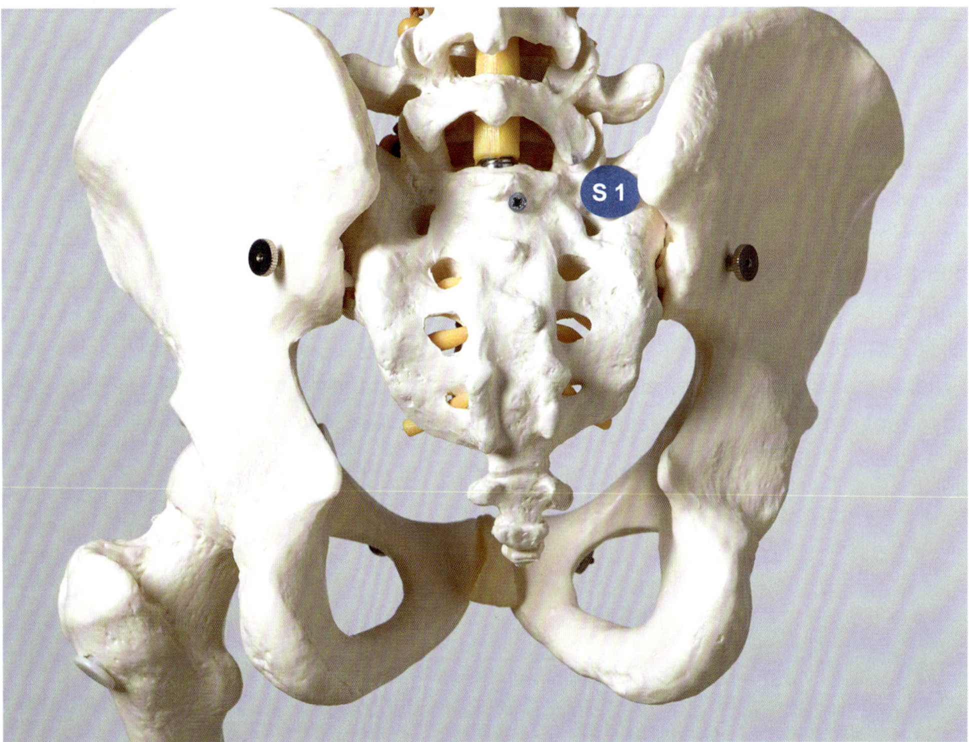

Abbildung 7: Tenderpoint S1

In der Ausbildung zum Naturheilarzt hatte ich von einem Kollegen erfahren, der Muskel- und Faszienverspannungen durch das Bekleben der druckschmerzhaften Punkte mit einem 1 cm^2 großen Blattsilberplättchen linderte. Das tat ich anfänglich auch bei obigem Punkt mit gutem Erfolg.

Nach Kennenlernen der in der Ohrakupunktur gebräuchlichen Hautdauernadeln verwendete ich aus praktischen Gründen dann diese bis zum heutigen Tag. Mittlerweile stellte sich heraus, dass auch die sogenannten „Earseeds" (kleine Kugeln aus Metall oder Samenkörnern auf einem Pflaster) die gleiche Wirkung wie die Silberplättchen oder die Dauernadeln haben. Voraussetzung für die erfolgreiche Anwendung war immer die **millimetergenaue** Positionierung des Kügelchens. Durch diese zusätzliche Behandlung neben der Chirotherapie waren die Patienten geheilt oder mindestens so lange beschwerdefrei, wie das Pflaster hielt.

Im Laufe der Jahre konnte ich feststellen, dass Patienten nach der Behandlung des ISG häufig berichteten, dass auch ihre Kniebeschwerden, Achillodynien (Reizung der Achillessehne), Wadenkrämpfe und sogar Fersensporne sich wesentlich gebessert hatten. Auch ein morgendliches einseitiges Knöchelödem (welches sich im Tagesverlauf auflöste!), war durch eine Deblockierung des ISG zu beheben.

Da auch bei chronischen Syndromen der Arme von Patienten berichtet wurde, dass diese sich oft durch Ruhe verschlechterten, lag es sehr nahe, auch hier nach Blockierungen zu suchen. Es fanden sich beim chronischen Schulter-Arm-Syndrom ipsilateral Blockierungen der fünften Rippe, bei Arthralgien des Akromioklavikulargelenks der sechsten Rippe, beim Karpaltunnelsyndrom und der Rhizarthralgie der zweiten und bei Parästhesien und Kältegefühlen aller Finger eine Blockierung der ersten Rippe. Es waren immer **Tenderpoints (schmerzhafte Punkte)** ungefähr vier Querfinger neben der Medianlinie auf der Rippe zu detektieren. Das sind auch die Punkte des äußeren Blasenmeridians. Wenn diese Punkte mit einer Dauernadel beklebt wurden, verbesserten sich die zugehörigen Syndrome sofort und erheblich. Die Zuordnung von Tenderpoint auf der Rippe und eines zugehörigen regional begrenzten Syndroms in der Peripherie bestand zumindest fast prinzipiell.

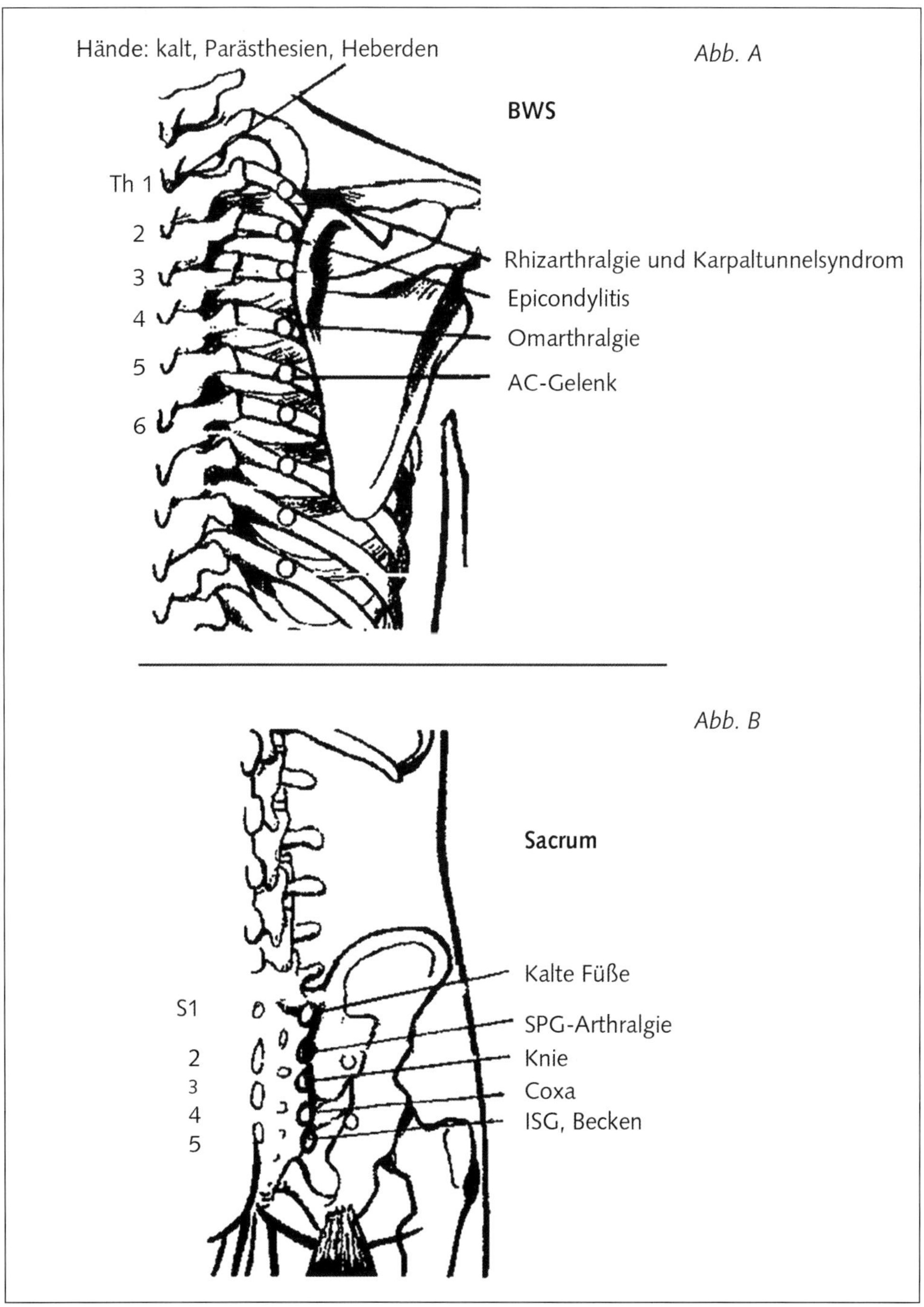

Abbildung 8: Erstkartografie prinzipieller Zusammenhänge von Wirbelblockierung und chronischer Extremitätensyndrome

Mittlerweile (nach über 32 Jahren und weit über 100.000 manualtherapeutischen Behandlungen) kann ich nur über elf Ausnahmen von dieser prinzipiellen Zuordnung berichten. Diese prinzipielle Zuordnung von Tender- oder Reflexpunkt kannte ich bisher nur von **Mikrosystemen**, auch Somatotopien genannt.

Damit kam ich von der Manualtherapie zur Akupunktur.
Folglich suchte ich auch am ISG nach entsprechenden Zuordnungen und fand diese im Verlauf der **medialen Kante** des Darmbeins. Auch hier war, wie an der BWS, ein auf dem Kopf stehendes Somatotop zu erkennen.

Somatotopien oder Mikrosysteme sind üblicherweise definiert als Spiegelungen des gesamten Körpers auf bestimmten Hautarealen (Beispiele: Auriculotherapie, Fußreflexzonentherapie). Die von mir gefundenen Mikrosysteme spiegelten jedoch nur die benachbarte Extremität und sich selbst. Weiterhin war der **Reflexpunkt** dieses Mikrosystems immer mit einer **Blockierung** verbunden. Es war auch nicht entscheidend, ob der Reflexpunkt behandelt oder das zugehörige Gelenk deblockiert wurde. Das Ergebnis war dasselbe.

Im Herbst 2004 hatte ich dann das neue Mikrosystem dem Referentengremium der DÄGfA (Deutsche Ärztegesellschaft für Akupunktur) vorgestellt, mit der Fragestellung, ob meine Entdeckung einem Mikrosystem entspreche oder zur Manualtherapie gehöre. Auch Dr. Ingrid Wancura-Kampik, die ja – wie auch ich mittlerweile – keinen prinzipiellen, sondern nur einen methodischen Unterschied zwischen Akupunktur, Neuraltherapie und Manualtherapie macht, war zugegen. Sie vermutete, meine Entdeckungen hätten etwas mit dem Sympathikus zu tun.

Diese Empfehlung beherzigend, ging ich dem nach und sah im Atlas der Anatomie von Sobotta, dass die Ganglien des Grenzstrangs überwiegend genau vor den Rippenköpfen liegen. Dadurch wurde die Idee des **Modells der vertebro-vegetativen Kopplung** geboren. Bei einer Hospitation bei der Kollegin Dr. Helga Pohl (Buch „Unerklärliche Beschwerden?") in Starnberg sah ich zum ersten Mal ein Skelettmodell mit **beweglichen** Rippen. An diesem Modell konnte ich erstmals deutlich die Verschränkung der rechten Rippe nach oben und vorn bei der Rotation des zugehörigen Wirbels nach links erkennen. Die Vorwärtsbewegung des Rippenkopfs Richtung Grenzstrang war derart eindeutig, dass ich an der Richtigkeit des Modells nicht mehr zweifeln konnte. Zumal auf der linken Seite das Gegenläufige geschah: Die linke Rippe senkte sich herab und der Rippenkopf wurde vom Grenzstrang weg nach dorsal gezogen.

Bestätigt wurde das Modell dann auch noch durch eine langjährige Studie zur **manuellen Therapie des Zosters** und der Post-Zoster-Neuralgie. Mittlerweile wurden über 390 Zoster-Patienten manualtherapeutisch mit großem Erfolg behandelt.

Nie waren die Effloreszenzen am Hals zu beobachten und nur einmal im Bereich der LWS. Auch in letzterem Fall war jedoch nur die Mobilisierung eines Brustwirbels erfolgreich. Diese totale Aussparung von LWS und HWS beim Zoster war dann der schlagende Beweis für die Richtigkeit der Vorstellungen bezüglich des Wirkmodells der Sympathikus-Therapie: die Bedrängung des Grenzstrangs durch Rippenköpfe oder analoge Strukturen im Bereich von Kopfgelenk und Becken.

So war das Modell nun ausgereift genug, um damit an die Öffentlichkeit zu gehen. – Da bei der Zoster-Neuralgie aber keine vegetativen Fasern betroffen sind, sondern **sensible**, die **durch den Grenzstrang ihren Umweg nehmen**, wäre die Bezeichnung „Modell der vertebro-**elektrischen** Kopplung" als Überbegriff zutreffender.

Wie bereits erwähnt, ist die Kollegin Frau Dr. Wancura-Kampik der Auffassung, dass zwischen der Akupunktur, der Neural- und der Manualtherapie zwar von der Methode her, aber nicht vom **Prinzip der Einwirkung** auf pathologische Prozesse zu unterscheiden sei.

(Und ganz besonders: Die Neuraltherapie bewies mit dem Erfolg der Sympathikus-Blockaden im Grenzstrang, hier vor allem die **Stellatum-Blockade** bei einem Morbus Sudeck des Handgelenks, dass hier **lokal** ein **hyperaktiver** sympathischer Nervenanteil vorliegt. Wäre der Sympathikus nicht **aktiv**, würde seine Ausschaltung durch ein **Lokal-anästhetikum** keinerlei Wirkung zeigen können! Die Neuraltherapie **betäubt** somit nur den hyperaktiven Nerv. Die Sympathikus-Therapie **erlöst** ihn aber aus der Hyperaktivität, indem sie das lokal verursachende Wirbelgelenk deblockiert. Da die Neuraltherapie oft schmerzhaft, nicht ungefährlich und der Grenzstrang ihr am ISG nicht zugänglich war, habe ich diese Methode verlassen, zumal die manuelle Therapie kausaler und über Applikation von Dauernadeln auf Tenderpoints auch sehr viel nachhaltiger war.)

Wir teilen die Meinung der Kollegin. Die Erfahrung zeigt, dass es unterschiedliche Wege zum therapeutischen Erfolg gibt. Unserer Meinung nach ist die **Wirbelblockierung** jedoch nicht nur die wesentliche, sondern auch die das Syndrom unterhaltende **primäre Ursache**. Da die manuelle Therapie im Gegensatz zur Neuraltherapie (Abschnitt 5.2) sowie den Hautreflextherapien fast hundertprozentigen und vor allem nachhaltigen Erfolg hat, wenn das Syndrom den Kriterien des MvvK genügt (lokal begrenzt und Verschlechterung durch Ruhe), legte ich das Hauptgewicht auf die **Manualtherapie als wichtigste Methode**.

In diesem Zusammenhang habe ich zusammen mit Andrea Oberhofer beschlossen, im Sommer 2015 ein **Lehrinstitut für Sympathikus-Therapie** zu gründen. Dieses Institut bietet medizinischen Fortbildungszentren eine entsprechende Fortbildung mit Zertifizierung zur/zum Sympathikus-Therapeutin/-Therapeuten an (*www.sympathikus-therapie.de*).

3.5 Zusammenfassung

Zum Ende des Kapitels möchten wir noch einmal zusammenfassend das **Neue** an der Sympathikus-Therapie darstellen und welche **Vorteile** wir daraus gewinnen:

Das **Modell der vertebro-vegetativen Kopplung** reduziert die manuelle Therapie auf die Abschnitte BWS, Becken und Atlas / Occiput. Nun ist nach unseren Erkenntnissen nicht mehr jeder Wirbel möglicher Auslöser von peripheren Syndromen, sondern nur die Abschnitte mit Rippen oder rippenanalogen Gelenken.

HWS und LWS sind demnach, weil sie keine Strukturen aufweisen, die den Grenzstrang irritieren könnten, nicht relevant bei der Entstehung lokaler chronischer Erkrankungen.

Im **Fokus** steht nun **nicht** mehr **das kleine Wirbelgelenk**, welches durch propriozeptive und nozizeptive Reize über das Zentralnervensystem vermittelt (Modell der Propriozeption), **sondern** der **Sympathikus im Grenzstrang**, der durch Rippen oder rippenanaloge Gelenke **direkt** irritiert wird und damit aus der körpereigenen Kybernetik gerät (keine geregelte Rückkopplung mehr möglich).

Die Sympathikus-Therapie liefert eine **klare Abgrenzung, welche Erkrankungen** in der Regel durch Blockierungen entstehen können und welche nicht: Es sind **lokale chronische** Erkrankungen und keine systemischen (z. B. rheumatische Erkrankungen).

Allerdings kann auch der Ort des Ausbruchs einer systemischen Erkrankung **lokal** durch eine Blockierung festgelegt sein. Dieses beschreiben wir in dem Kapitel über Hauterkrankungen am Beispiel des **chronischen Ekzems** (Kapitel 7).

Generell ist die Frage nach einer **Verschlechterung durch Ruhe** zielführend bei der Befragung des Patienten. Dies erleichtert sehr die Anamnese und hilft dem Therapeuten herauszufinden, ob es sich bei dem Symptom des Patienten um eine Grenzstrangirritation handelt oder nicht.

Es wird beschrieben, wie die **Ätiologie** der durch eine chronische Blockierung entstandenen Erkrankungen erklärbar sein könnte: Die Irritation des Sympathikus im Grenzstrang führt zu einer **dauerhaften Aktivität** und damit zu einer lokalen Störung der **Trophik** in dem von ihm versorgten Areal. Die **Dystrophie** führt über längere Sicht dann zum Ausbruch der Erkrankung oder auch erst mittels eines **zweiten pathogenen Faktors** zu dem oben erwähnten **„Minor-Sudeck (CRPS)“**, also zu einer möglichen Heilungsstörung.

Es ist nicht der Parasympathikus, der nicht zum Zuge kommt, sondern der **Sympathikus**, der **dauerhaft aktiv** ist. Der Parasympathikus versorgt nicht Muskeln oder Gewebe. Die Gewebe des Bewegungsapparats werden über die Gefäße (Gefäßtonus) allein vom Sympathikus reguliert und können daher nur regenerieren, wenn dieser in Ruhe seine Funktion auch runterfahren kann. Die Regeneration nach Überlastung oder Heilung nach Verletzungen verläuft völlig autonom ohne Beeinflussung des vegetativen Nervensystems! Der Parasympathikus stellt im Wesentlichen nur einen Pool chemischer Energie zur Verfügung, aus der sich Grundumsatz und Sympathikus bedienen. Chronische lokale Erkrankungen der Peripherie sind – wenn vegetativ verursacht – deswegen immer nur dem Sympathikus geschuldet.

Durch die Sympathikus-Therapie wird nun klar, dass es **neben körperlichen und psychischen Ursachen** auch eine **dritte Möglichkeit** gibt zu erkranken: Auch das vegetative Nervensystem, das **Vermittlungsorgan** zwischen Körper und Seele, kann selbst erkranken. Es kann allein die unterschiedlichsten Erkrankungen hervorrufen oder auch als **pathogener Ko-Faktor** den Ort des Ausbruchs einer Erkrankung festlegen (Locus minoris resistentiae = Ort des geringsten Widerstands).

Therapeutisch gesehen haben wir nun **folgende Vorteile** gewonnen:

Das **Verständnis für die mögliche Ursache chronischer regionaler Erkrankungen**, bei denen bisher die Entstehung und damit die geeignete Therapie unklar blieb.

Nun können Therapeuten mit der **neuen Kartografie** auf Grundlage des Modells der vertebro-vegetativen Kopplung wesentlich **zielgerichteter** bei der Behandlung **chronisch regionaler** Erkrankungen **vorgehen** und auch eine Probebehandlung wagen: Denn ist das Symptom lokal begrenzt und verschlechtert sich durch Ruhe (und gibt es sonst keine Gründe, die es erklären könnten), dann ist es **sehr sicher**, dass die Ursache in einer Störung des Grenzstrangs zu finden ist.

3.6 Verschiedene Auswirkungen von Blockierungen

1. Unbemerkte schmerzfreie Bewegungseinschränkung: Die Blockierung ist klinisch „stumm", d.h. vom Betroffenen unbemerkt. Von der blockierungsbedingten Einschränkung fühlt er sich nicht beeinträchtigt.
2. Schmerzfreie Funktionseinschränkung: Der Patient merkt eine Bewegungseinschränkung, z.B. in der Halswirbelsäule. Es bestehen aber keine Schmerzen.
3. Die Blockierung verursacht lokale Schmerzen im Bereich der Wirbelsäule (Facettenschmerz, Lumbago).
4. Die Blockierung erzeugt Myalgien in der zugehörigen Muskulatur (z.B. beim Piriformis-Syndrom).
5. Periostschmerzen durch Muskelverspannnungen (Beispiel „Interkostalneuralgie" – verursacht durch Blockaden der BWS mit einer Periostalgie an irgendeinem Ansatz der Zwischenrippenmuskulatur).
6. Dystrophie unterhalb der subjektiven Krankheitsschwelle. Die Homöostase ist gestört, der Stoffwechsel reduziert.
7. Nach einer Verletzung tritt, wegen der zugrunde liegenden Dystrophie, keine endgültige Heilung ein (chronische Erkrankung).
8. Dystrophie plus Noxe (Diabetes mellitus, Übersäuerung, Störfeldgeschehen) führen zum Überschreiten der Krankheitsschwelle.
9. Dystrophie mit Degeneration (Karpaltunnelsyndrom, Heberden-Arthrose, Rhizarthrose).
10. Chronisches regionales Schmerzsyndrom (CRPS, M. Sudeck).
11. Auswirkung auf Steuerungsfunktion der inneren Organe.
12. Irritation des sensiblen, den Grenzstrang passierenden Hinterhornnervs, mit der Folge von Parästhesien in Armen und Beinen, Juckreiz oder das Triggern eines Zoster-Ausbruchs.
13. Dauerschmerzen können entstehen durch die ständige Freisetzung von Noradrenalin, welches die Schmerzrezeptoren sensibilisiert.

4. Folgen von Störungen efferent-sympathischer Fasern im Grenzstrang

4.1 Der Grenzstrang als Leiter unterschiedlicher Nervenfasern

Im vorangegangenen Kapitel haben wir beschrieben, wie es zur Entstehung lokaler chronischer Erkrankungen durch eine **direkte** Irritation des Grenzstrangs aufgrund von Wirbelblockaden kommen kann (Modell der vertebro-vegetativen Kopplung). Im Folgenden möchten wir auf **die verschiedenen Nervenfasern** eingehen, die durch den Grenzstrang ziehen und die sich daraus ergebenden möglichen Störungen.

Da der Grenzstrang nicht nur ein Leiter efferenter vegetativer Fasern ist, sondern auch sensible, also afferente Fasern führt, können sich sehr unterschiedliche Krankheitsbilder bei einer Grenzstrangirritation zeigen – je nachdem, ob mehr efferente oder eher sensible Fasern durch die Irritation im Grenzstrang betroffen sind. Der Grenzstrang stellt also so etwas wie einen **„Kabelbaum"** für **efferent-vegetative** und **afferent-sensible Fasern** dar. Die mechanische Irritation des Grenzstrangganglions durch einen Rippenkopf (BWS) oder einen rippenähnlichen Anschluss im Bereich des Kopfgelenks (Atlas-Occiput) bzw. im Beckenbereich (Sakrum-Ilia) ist dabei **analog einem Bandscheibenvorfall** zu betrachten: Nur drückt hier jetzt nicht die Bandscheibe (oder ein durch knöcherne Veränderungen verlegtes Foramen intervertebrale) auf einen somatischen Nerv sondern eine **rippenanaloge Struktur auf den Grenzstrang** und löst dabei entweder:

a) Störungen der Efferenz = viszero-motorisch oder
b) Störungen der Afferenz = somato-sensibel

aus.

4.2 Störungen efferenter Bahnen im Bereich des Bewegungssystems

Der Sympathikus gilt in seiner Funktion als rein efferentes System. Das bedeutet, dass man ihm nur eine einseitige Funktion, also die **Anregung von Effektororganen**, zuspricht. Eine anatomisch reine, dem Sympathikus zuzuordnende afferente Struktur konnte in der Peripherie bislang nicht eindeutig definiert werden (Barop, 1996). Eindeutig definiert ist daher nur die sympathische Efferenz. Allerdings muss es in einem rückkoppelnden Kreislauf immer auch einen afferenten Anteil geben (Kapitel 5).

Vertiefendes Wissen:

Da sich die Kerngebiete des Sympathikus im Rückenmark auf die Segmente von C8 bis L3 beschränken, hat das zur Folge, dass die vegetativen Nervenfasern nicht nur mit dem segmentzugehörigen Spinalnerv in die Peripherie ziehen können, um den ganzen Körper sympathisch zu versorgen. Die Körperbereiche darüber (Hals und Kopf) und darunter (Becken und Beine) müssen auch aus diesem **thorakolumbalen** Rückenmarksbereich mitversorgt werden.

Hier nun im Einzelnen die **möglichen Verteilungswege** vom ersten efferenten Neuron aus dem Rückenmark (Seitenhorn, Nucleus intermediolateralis) auf das zweite efferente Neuron:

Erster möglicher Verteilungsweg mit Umschaltung im Grenzstrang:

Fasern der ersten efferenten sympathischen Neurone treten gemeinsam mit den **Vorderwurzeln** der Spinalnerven aus dem Rückenmark aus. Diese **präganglionären Fasern** ziehen eine kurze Strecke mit den Spinalnerven, um dann über die markhaltigen Rami communicantes albi in den Grenzstrang zu gelangen. Hier treten sie zum Teil mit Grenzstrangganglien höher oder auch tiefer liegender Segmente in Kontakt (Divergenz) und verlassen nach **Umschaltung auf das zweite Neuron** über die marklosen, überwiegend vegetative Fasern führenden Rami communicantes grisei das Grenzstrangganglion, um nun mit dem Spinalnervenbündel in die Peripherie zu ziehen.

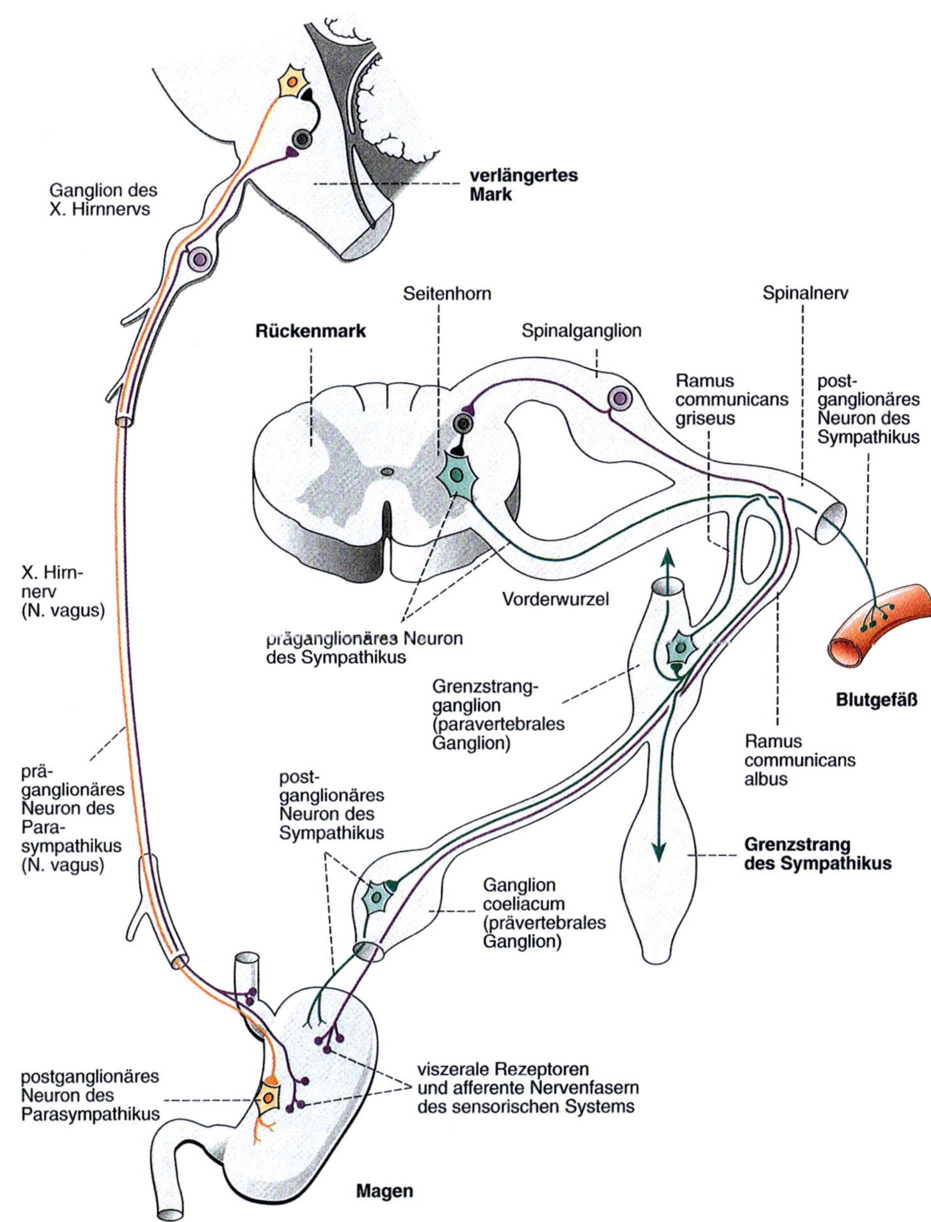

Abbildung 9: Faserverläufe durch den Grenzstrang

Zweiter möglicher Verteilungsweg mit Umschaltung in einem prävertebralen Ganglion:

Fasern der ersten efferenten sympathischen Neurone ziehen **ohne Umschaltung** durch den Grenzstrang hindurch, um dann erst in einem **prävertebralen Ganglion** umzuschalten. Vom Grenzstrang ab werden diese Fasern in den sogenannten **Nn. splanchnici** zu den prävertebralen Ganglien geleitet. Hierüber werden die Bauch- und Beckenorgane sowie die unteren Extremitäten versorgt. Die prävertebralen Ganglien und Plexus heißen von kranial nach kaudal: Ganglion coeliacum (auch als Plexus solaris bekannt), Ganglion mesentricum superius und inferius sowie Plexus hypogastricus superius und inferius.

Eine Ausnahme sind die efferenten Fasern zum Nebennierenmark: Diese ziehen selbst durch die prävertebralen Ganglien **ohne** Umschaltung hindurch und enden direkt im Erfolgsorgan, dem Nebennierenmark (Schünke et al., 2014).

Dritter möglicher Verteilungsweg:

Dieser Verteilungsweg kann als **interganglionär** bezeichnet werden. Er erfolgt über die perlschnurähnliche Verbindung der 23 einzelnen Grenzstrangganglien der homolateralen Seite sowie zum anderen über die **Querverbindungen** der para- und prävertebralen sympathischen Ganglien, die die rechten mit den linken Ganglien verbinden (Barop, 1996).

Die sympathische Versorgung aus dem oberen Rückenmarksabschnitt:

Aus dem oberen Rückenmarksabschnitt von C8 bis Th6 wird die sympathische Versorgung der Bereiche Kopf, obere Extremitäten und Brustorgane geregelt. Die präganglionären Fasern aus diesem Rückenmarksbereich verlaufen im Grenzstrang über die ersten drei zervikalen Ganglien sowie über die ersten sechs thorakalen Grenzstrangganglien in die Peripherie und werden entweder direkt im Grenzstrang auf das zweite Neuron umgeschaltet oder erst in einem prävertebralen Ganglion (Barop, 1996).
Die Fasern aus den Segmenten C8 bis Th6 verlaufen zudem im Grenzstrang **aufwärts** und schließen sich **nach einer breiten Kollateralbildung** (Divergenz über mehrere Ganglienetagen) wieder somatischen Nerven an, um in die Peripherie zu ziehen. Der Verlauf dieser Fasern **von unten nach oben** stellt sich auch in der diffusen Ausbreitung der sympathischen Versorgung im Arm dar: Die Hände werden bei einer Grenzstrangirritation im Bereich von Th1 schlechter versorgt, die Schulter bei einer Irritation von Th5. Also ist durch die Durchquerung des „Grenzstrangkabels" die **metamere Ordnung**, die gewöhnlich von oben nach unten verläuft, **auf den Kopf gestellt**.

Abb. 10a links, stellt die Hautdermatome dar, die im Zusammenhang mit einer Reizung somatischer Nerven in der **Halswirbelsäule** stehen und die metamere Ordnung zeigen.

Abb. 10b rechts, stellt dagegen die **lokalen Störungen am Grenzstrang** und seine möglichen Folgen für den Bereich der oberen Extremität dar.

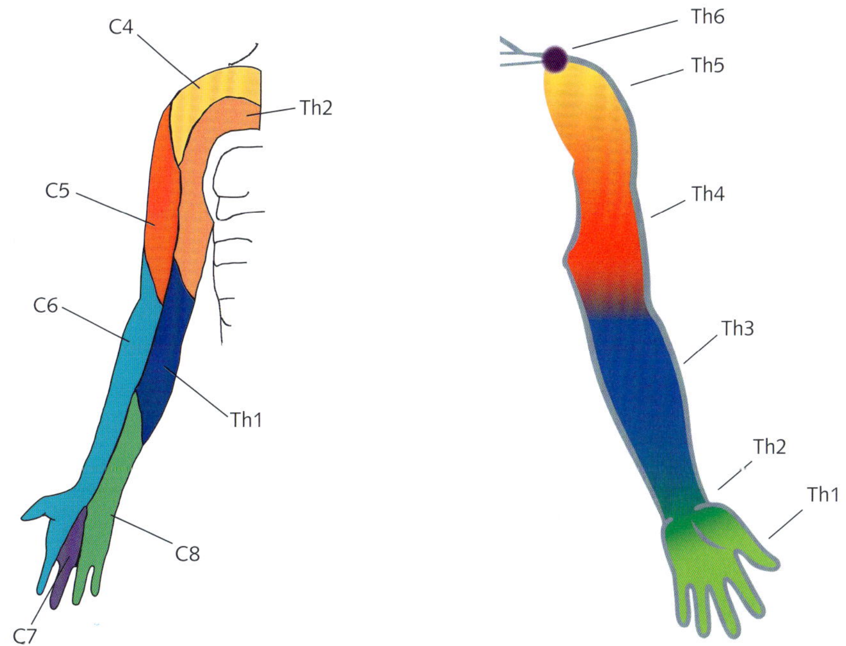

Die Versorgung des Bauchraums und der unteren Extremitäten:

Die sympathische Versorgung des Bauchraums, des kleinen Beckens und der unteren Extremitäten erfolgt präganglionär aus den Segmenten Th5 bis L2 (L3) und überlappt damit den Versorgungsbereich für den oberen Körperabschnitt. Diese präganglionären Fasern ziehen zu lumbalen, sakralen und kokzygealen Ganglien (Barop, 1996). Hier ist nach dem Modell der vertebro-vegetativen Kopplung allerdings nur eine Irritation im Bereich der sakralen Ganglien des Grenzstrangs denkbar. Die Praxis bestätigt die Modellvorstellung dahingehend, dass nach unserer Erfahrung fast alle chronischen lokalen Störungen der unteren Extremitäten mit einer längerfristigen Blockierung des Iliosakralgelenks einhergehen. Außerdem erhalten wir eine Bestätigung des Modells durch die Gürtelrose (Abschnitt 5.2.).

Auch der Autor **Felix Mann** (Revolution der Akupunktur, 1999) berichtet in seinem Buch über die Erfahrung, dass die überwiegende Anzahl von Problemen in den Beinen durch Akupunktur im Bereich des ISG zu beeinflussen sind.

Die Innervation des Sympathikus **im Bereich der Haut und der Extremitäten** umfasst die glatten Muskelzellen der Gefäße, die Musculi arrectores pilori (Muskeln der Hautbälge) sowie die Schweißdrüsen. In seiner Funktion bewirkt er damit eine:

- Piloarrektion
- Vasomotion und
- Schweißsekretion

Bei einer pathologisch **dauerhaften Aktivität des Sympathikus** ohne Ruhephasen kann diese an den Extremitäten Folgendes bewirken:

- bei vorausgegangener Verletzung ein **chronisches** Trauma (z. B. CRPS, Schmerzen und Heilungsverzögerung)
- ohne Trauma eine lokale **Dystrophie** (auf deren Boden sich eine andere Erkrankung entwickeln kann, z. B. ein chronisches Ekzem)

Besonders zu erwähnen ist auch, dass verlängerte **Schmerzzustände** nach normal verheilenden Frakturen mit einer Sympathikotonie verbunden sein können. Die Ursache für Schmerzen also, die **nicht** mit der **normalen Heilungsdauer** erklärbar sind, sind meistens in einer gestörten Sympathikus-Funktion zu suchen!

Häufige Beispiele für Erkrankungen aus der Praxis:

Sympathogene Erkrankungen der oberen Extremitäten:

- Syndrome der Hände / Finger
- Sehnenganglien
- Rhizarthralgie
- Schnellender Finger (Tendovaginitis stenosans)
- Parästhesien der Hände
- Karpaltunnelsyndrom (primäre Ursache der **Verlegung** des Karpalkanals)
- Epicondylitis
- Sehnenscheidenentzündung
- Schulter-Arm-Syndrom (inklusive aller Varianten chronischer entzündlicher Prozesse)
- Chronische **Hauterkrankung**, z. B. Pustolosis palmaris

Sympathogene Erkrankungen der unteren Extremitäten:

- Fersensporn / Fersenschmerzen
- Achillodynie
- Wadenkrämpfe, v. a. nachts
- Unklare Knieschmerzen
- Schmerzen im Becken
- Restless-Legs-Syndrom
- Chronische **Hauterkrankung**, z. B. Pustolosis plantaris

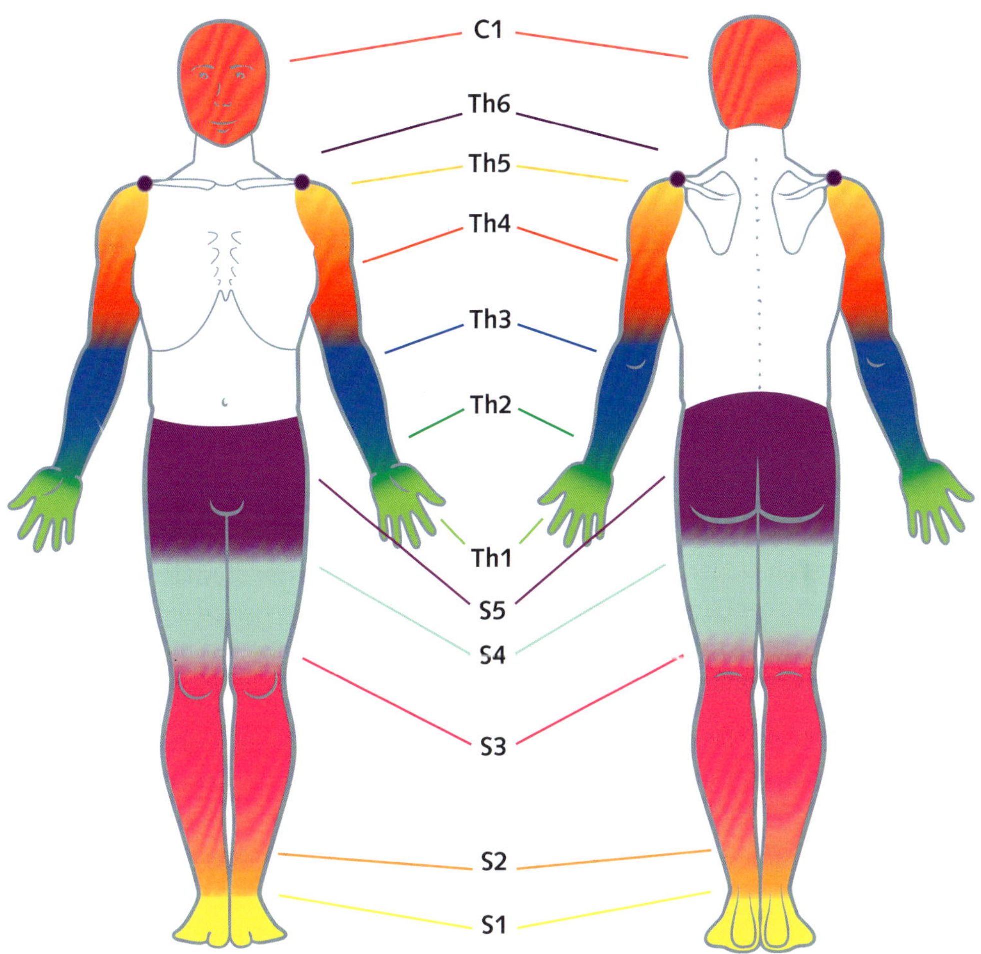

Abbildung 11: Zuordnung von blockierten Wirbeln und vegetativ gestörten Regionen

Je nachdem, **wo** die Irritation durch die Blockierung am Grenzstrang erfolgt, wird diese Region vom Sympathikus **dysregulativ** versorgt. Es kommt zu **Trophikstörungen** in Geweben. Zusätzlich kann es auch zu Schmerzen durch die ständige Ausschüttung von Noradrenalin kommen (Abschnitt 4.5).

4.3 Die sympathische Endformation im Interstitium

Wie setzt sich nun die sympathische Innervation fort, nachdem sie am Ende der postganglionären Fasern angekommen ist? Wie erreicht die Information ihr Zielgewebe bzw. ihr Zielorgan?
Die sogenannte sympathische **Endformation** endet frei im Zwischenzellgewebe, im sogenannten Interstitium. Dieses Zwischenzellgewebe, auch Matrix genannt, ist so wichtig, da hier die **Stoffwechselvorgänge** zwischen den Zellen ablaufen. Hier enden nicht nur die vegetativen Fasern, sondern hier findet auch der Stoffwechsel über die kleinsten Gefäße (Mikrozirkulation) statt, die entscheidend sind für die **Versorgung der Zellen**. Die vegetative Endformation spielt hier eine große Rolle, da sie über die freien Nervenenden Neurotransmitter abgibt, die auf entsprechende Rezeptoren der Organzellen treffen. Je nach **Rezeptor** auf der Organzelle selbst entscheidet sich dabei, ob der empfangene Neurotransmitter auf die Funktion des Organs anregend (= sympathikomimetisch) oder abschwächend (= sympathikolytisch) wirkt. Das Ergebnis dieser efferenten Impulsübermittlung ist im Normalfall die ausgewogene Reizantwort des spezifischen Gewebes (Barop, 1996). Da der Organismus ständig äußeren und inneren Reizen unterliegt, ist die Aufgabe des Vegetativums der permanente Ausgleich von über- und unterschwelligen Reizen zu einem gesunden Mittel, der **Homöostase**.

Der erste Schritt der **Erregungsübertragung** vom prä- zum postganglionären Neuron erfolgt im vegetativen Nervensystem durch den Neurotransmitter **Acetylcholin**. Dann, vom **post**ganglionären Neuron auf die Rezeptoren des Zielorgans, beeinflusst der Sympathikus durch **Adrenalin** und **Noradrenalin** (daher auch adrenerges System). An den Zielzellen der Organe unterscheidet man zwei Typen von Rezeptoren:
Alpha- und Betarezeptoren, die wiederum in Untergruppen (Alpha 1 und 2 und Beta 1 und 2) aufgeteilt sind.

Der Sympathikus wirkt an der glatten Muskulatur der **Gefäße** und stellt die Gefäße **je nach Bedarf des zu versorgenden Organs** weiter oder enger. Das hat bei einer **pathologischen Aktivität** aber zur Folge, dass die Versorgung des Zielgewebes mit Nährstoffen und Sauerstoff nicht im ausreichenden Maße gewährleistet wird, denn der Sympathikus wirkt dann **dysregulativ**. Ebenso ist der Abtransport von Stoffwechselprodukten reduziert, da auch der Lymphfluss bei einer Sympathikotonie erschwert ist. Bei einer durch eine Wirbelblockierung ausgelösten chronischen **lokalen Störung** des Sympathikus in der Ganglienkette des Grenzstrangs bewirkt dies auf längere Sicht eine gestörte Gewebeversorgung, also eine **Dystrophie**, in dem von ihm versorgten Areal.

Vertiefendes Wissen:

Um diese **Vorgänge im interstitiellen Raum** besser nachvollziehen zu können und damit die Folgen eines pathologisch veränderten Sympathikotonus, möchte ich auf die Arbeiten von **Pischinger** und von **Ricker** eingehen.

Der österreichische Arzt Prof. Alfred Pischinger (1899–1983) beschreibt das Zwischenzellgewebe als sogenanntes **Grundregulationssystem**, also das Gewebe, über welches alle Körperfunktionen **informativ** miteinander verknüpft werden. Dabei geht es in seiner Arbeit im Wesentlichen darum, wie die Funktion eines Organs und seiner Zellen ganz entscheidend davon abhängt, **wie** dieses **Milieu** des Zwischenzellgewebes beschaffen ist. Denn das Bindegewebe gilt als **Transitstrecke** zwischen kapillarer Versorgung (arteriell, venös, lymphatisch) und der Zelle selbst. Dem vegetativen Nervensystem kommt dabei die Aufgabe der **Funktionsübermittlung** zu, die hier efferent endet, um den Reiz im Interstitium an die Zelle weiterzuleiten. Da der Sympathikus überall im Körper wirksam ist (ubiquitäre Verteilung), kann er an allen Gewebestrukturen **regulierend** tätig werden (Generalist des Körpers).

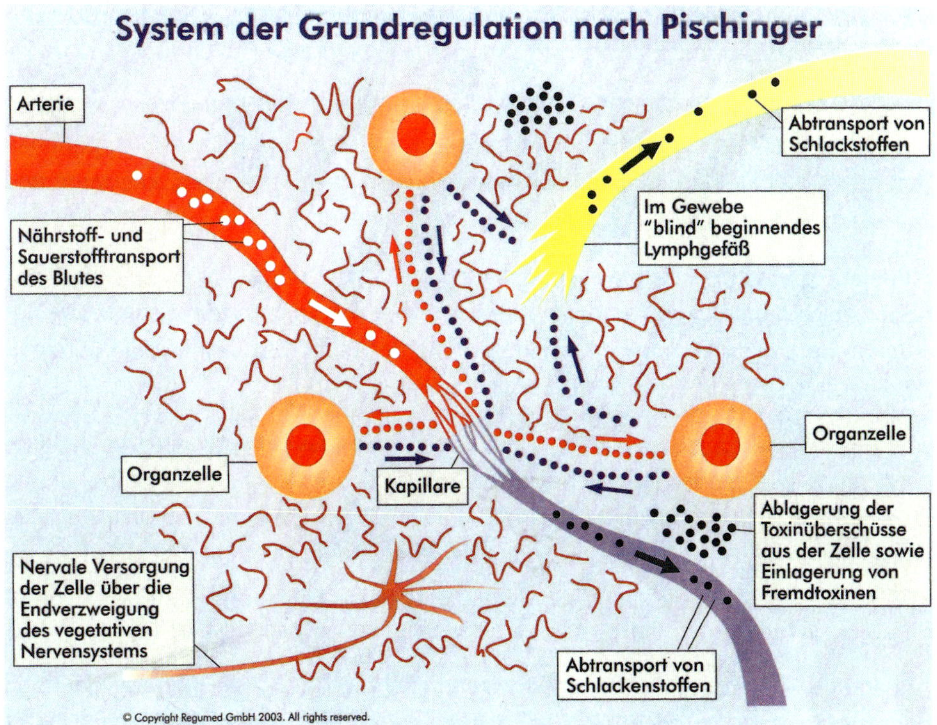

Abbildung 12: Pischinger Raum

Was bei einer künstlich hervorgerufenen pathologischen Reizung am perivasalen Sympathikus geschieht und wie sich dies auf das Bindegewebe auswirken kann, damit hat sich bereits 30 Jahre vor Pischinger der Pathologe **Ricker** (1870–1948) beschäftigt. Er untersuchte die Reaktion einer Reizung des efferenten Sympathikus am lebenden Tier. Seine Überlegung zu dieser Untersuchung war, dass nur die Betrachtung von **Funktionsabläufen** tatsächlich Aufschluss über die Entwicklung von Erkrankung geben könne, anders als die Momentaufnahme eines Präparats unter dem Mikroskop, die die Pathogenese eines Krankheitsgeschehens nur vermuten ließe (Barop, 1996). Die Betrachtung der „Schaltstelle", nämlich der des **kapillaren Gefäßsystems** und damit der unmittelbaren Antwort der vom Sympathikus innervierten Struktur, machte die Reaktion auf die pathologische Reizung überhaupt erst sichtbar. Durch die Reizung wurde eine **Änderung des Gefäßspiels**, das im physiologischen Zustand der Ruhe in einem **Wechselspiel** zwischen Dilatation und leichter Konstriktion bestand, verändert. Dabei untersuchte Ricker eine stufenweise, sich also steigernde Reizung am perivasalen Sympathikus. Das Ergebnis waren die **Ricker'schen Stufengesetze**:

Stufe 1: Bei **sehr leichter Reizung** kam es zu einer allgemeinen Gefäßdilatation mit Mehrdurchblutung des Gewebes und damit zu einem erhöhten Stoffaustausch zwischen Gefäßsystem, Interstitium und Organzelle („pathische Fluktion").

Stufe 2: Bei **mittlerer Reizung** kam es zu einer erhöhten Tätigkeit der Vasokonstriktoren und zu einer Verengung der Arterien und Kapillaren vom Reizort nach peripher. Damit ergab sich eine **Verlangsamung des Blutstroms** im arteriellen, kapillaren und venösen Gefäßschenkel.

Stufe 3: Eine **starke Reizung** führte dann nach fortgesetzter Dauer zu einer vom Reizort nach proximal weiter fortschreitenden Vasokonstriktion. Am Ende führte das peripher des Reizortes zu einer Verlangsamung des Blutstroms bis hin zum Stillstand der Blutsäule („Stase") in weit gestellten Kapillaren.

Eine weitere Erfahrung dieser Untersuchungsreihe war, dass der perivasale Sympathikus die Neigung zeigte, prinzipiell nach einer pathologischen Reizung an seiner Struktur und einer zwischenzeitlichen Normalisierung, bei wiederholter Reizung mit einer sensibleren, stärkeren oder längeren Reizantwort zu reagieren (Barop, 1996). Die erste Reizung wirkte sozusagen wie ein **Engramm**, hinterließ praktisch einen gespeicherten Eindruck des ersten Traumas und führte zu einer Sensibilisierung (Abschnitt 4.4).

Anhand der vermehrten und verminderten Durchblutung, die in Abhängigkeit von der pathologischen Sympathikusfunktion zu sehen war, beschrieb Ricker die **Gewebehyperplasie** im Falle der vermehrten Durchblutung sowie die **Nekrose** bei unterbrochener Durchblutung als Eckpfeiler der Gewebereaktion. Dabei war die

Reizungsfolge abhängig von **Reizstärke** und **Dauer** ihrer Einwirkung. Mit seinen Stufengesetzen unterstrich Ricker die Tätigkeit des Sympathikus im allgemeinen Krankheitsgeschehen (Barop, 1996).

Mit der Kenntnis der Ricker'schen Arbeit lassen sich nun auch Gewebereaktionen, die zuvor unverständlich in ihrer Entstehung waren, nachvollziehen: So entwickeln sich z. B. beim Lichen amyloidosus (Abschnitt 5.3) oder dem Karpaltunnelsyndrom (Human pathology, 2011) im Bereich dauerhaft stimulierter Efferenzen **amyloide Eiweißdegenerationen**. Anders verhält es sich im Bereich der Schulter, die bei gestörter Trophik mit Kalkablagerung reagiert.

4.4 Modell der multifaktoriellen Krankheitsausbruchsschwelle

Wichtig für das Verständnis der Auswirkung einer chronischen Störung des efferenten Sympathikus ist auch die Kenntnis über das **multifaktorielle Krankheitsschwellenmodell**. Bis es zum Ausbruch von Erkrankung oder Krankheit kommt, müssen meist **mehrere Faktoren** zusammentreffen. Denn, wie wir wissen, der Organismus kompensiert vieles. Nehmen wir z. B. eine gleichartige Verletzung an der Schulter bei zwei unterschiedlichen Patienten an. Bei dem einen heilt das Schultertrauma nach einiger Zeit ohne Folgen aus, bei dem anderen Patienten mit einem ähnlichen, vergleichbaren Trauma nicht.

Nach unserem Modell besteht bei dem Patienten mit dem chronischen Schultertrauma bereits im Vorfeld eine Blockierung (am 5. Brustwirbel), die nun die Ausheilung des Traumas durch die dystrophe Veränderung im Bereich der Schulter verhindert. Diesem Patienten mit dem chronischen Schultertrauma kann man als Sympathikus-Therapeut sehr gut dadurch helfen, indem man die **Ursache** der Chronifizierung behebt, das bedeutet die Blockierung des 5. Brustwirbels. Nicht nur die schmerzhafte Abduktion des Armes, sondern auch die häufigen Rupturen in den Ansätzen der Rotatorenmanschette finden hier ihre Ursache.

Sehr gut beschreiben lässt sich das Krankheistschwellenmodell an der Migräne. Durch die Nachtruhe ausgelöst (langanhaltende Bedrängung des Sympathikus im Grenzstrang) kommt es bei 92 % aller Migränefälle (Prof. Göbel, Schmerzklinik Uni Kiel) schon in den Morgenstunden zum Ausbruch der Migräne.

Bei diesen Patienten stellt die Blockierung der Kopfgelenke einen **entscheidenden Faktor** dar. Da der Ausbruch einer Erkrankung oft die **Summe mehrerer Faktoren** ist, kann durch die Wegnahme eines Faktors die Krankheit möglicherweise am Ausbruch gehindert werden. Sie bliebe dann nur **latent** bestehen, würde aber nicht mehr ausbrechen. Die Abb. 13 zeigt am Beispiel der Migräne die **Summation** mehrerer Faktoren, die zum **Überschreiten** der Krankheitsschwelle führen können.

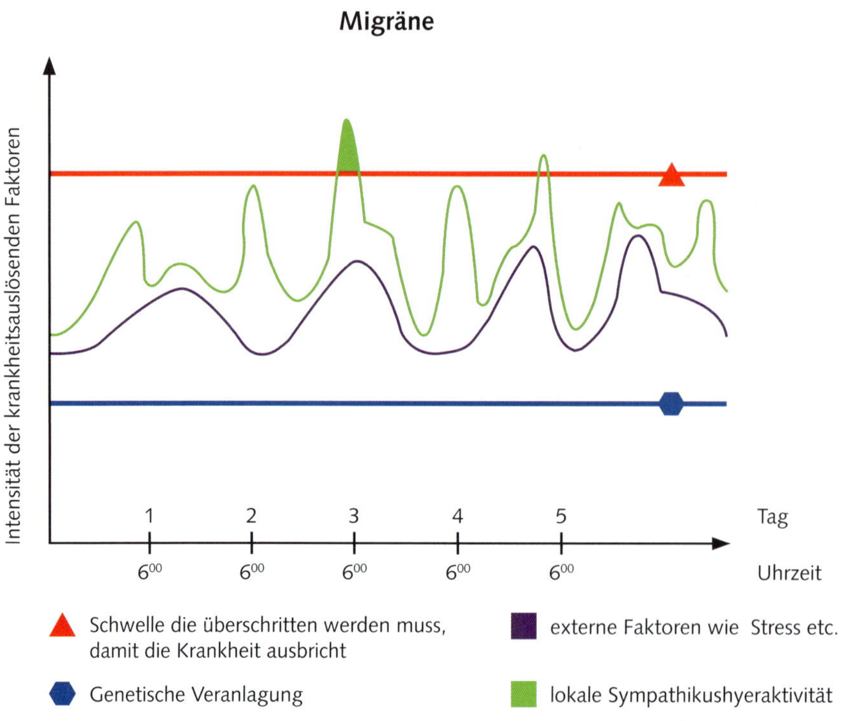

Abbildung 13: Krankheitsschwelle

5. Die Irritation afferenter Fasern im Grenzstrang

5.1 Afferenz und sympathischer Leitungsbogen

Wie im obigen Kapitel beschrieben wurde, gilt der Sympathikus als rein **efferentes System**, das vom Rückenmark Informationen zu Zielstrukturen und Organen in die Peripherie leitet. Wenn nun, unter dem Gesichtspunkt eines Leitungsbogens (vergleichbar mit dem arteriell-venösen System), auch eine Afferenz angenommen werden muss, so gilt diese im Allgemeinen nicht mehr zum Sympathikus gehörend, sondern es sind **sensible Fasern**, die Informationen verschiedener peripherer Rezeptoren (für Schmerz, Hitze, Druck u. a.) aufnehmen und dann über mehrere mögliche Wege zum Rückenmark führen und den Leitungsbogen zu den efferenten Wurzelzellen (über Zwischenneurone) im Rückenmark bilden. Diese führen auf verschiedenen Wegen auch durch den Grenzstrang. Es sind die Wege, die auch die efferenten Fasern genommen haben, nur dass die afferenten nun den Grenzstrang aus der anderen Richtung, also von peripher nach zentral, passieren (Barop, 1996).

Aber es sind nicht nur, wie man es aufgrund der Darstellungen in Anatomiebüchern annehmen könnte, die Afferenzen aus den Organen, die den Grenzstrang durchlaufen, sondern es sind eben auch sensible Fasern, die **von den Extremitäten und der Körperoberfläche** kommen. Dieses Wissen ist wichtig, um zu verstehen, wie es bei Blockierungen mit Irritation des Grenzstrangs auch zu sensiblen Störungen kommen kann. So finden wir diese beispielsweise häufig bei **Kribbel-Parästhesien** der Hände. Ursächlich ist dann eine beidseitige Blockade der ersten Rippen (oft zu finden bei Frauen mit einer Kyphose in der oberen Brustwirbelsäule). Diese führt dann durch Bedrängung des **sensiblen Nervenanteils** im Grenzstrang zu diesen Missempfindungen. (Würde der sympathische Anteil des Grenzstrangs irritiert, entstünde im Rahmen einer Dystrophie dann eventuell eine Heberden-Arthrose.)

Auffällig ist auch hier wieder die **Verschlechterung in Ruhe** und dass die Parästhesien keinem Dermatom zuzuordnen sind (siehe Abb. 10a und b). Typisch für solche, den sensiblen Anteil des Grenzstrangs betreffenden Blockaden, sind nervöse Symptome wie **Jucken** oder **Brennen**. So werden die „Sensationen" dieses Anteils des sensiblen Nervensystems im Gegensatz zu den bei Bandscheibenvorfällen bekannten blitzartigen, hellen Schmerzen empfunden.

Der Sympathikus ist nur efferent. Er kann deshalb keine Empfindungen wie Schmerzen vermitteln (Vermittelt werden Schmerzen nur indirekt, siehe 5.4).
Um die Tatsache noch deutlicher zu machen, dass der Grenzstrang nicht nur sympathische Fasern enthält, sondern eben auch **sensible Fasern,** wäre es eine genauere Bezeichnung, wenn man – wie schon oben erwähnt – das Modell der vertebro-vegetativen Kopplung als Modell der vertebro-**elektrischen** Kopplung bezeichnen würde. Damit würde die Tatsache deutlicher, dass ja auch sensible Fasern bedrängt werden, die dann ebenso wie der Sympathikus elektrische Potenziale – hier aber nach zentripetal – aussenden.

5.2 Der Zoster als Bestätigung des MvvK

Nach einer Infektion mit Windpocken kann es später noch einmal zu einem erneuten Aufflammen des Erregers kommen, denn die Viren können in den sensiblen Ganglien ein Leben lang im Körper des Infizierten überdauern. Dieses erneute Aufleben des Erregers tritt dann in Form einer **Gürtelrose** auf. Was allerdings die genauen Ursachen für den erneuten Ausbruch des Virus sind, ist noch nicht schlüssig. Bisher wurden eine Immunschwäche oder Stressfaktoren für den Ausbruch verantwortlich gemacht. Der Autor Dieter Heesch konnte diese Vermutungen in einer über drei Jahre dauernden Interventionsstudie mit 118 Patienten nicht bestätigt finden (Die manualtherapeutische Behandlung von Zoster und Post-Zoster-Neuralgie, Dieter Heesch, Manuelle Medizin, 2012, Springer Verlag).

Der Zoster zeigt sich durch einen Bläschenausschlag auf der Haut im Bereich des sensiblen Nervs, der durch das Virus befallen ist. Diese Zoster-Effloreszenzen sind bis auf wenige Ausnahmen auf die Bereiche **Kopf, Thorax / Arme** und **Becken / Beine** beschränkt. Diese Ausbreitung führte zur Bestätigung des Modells der vertebro-vegetativen Kopplung. Warum?

Eine Komplikation des Zoster ist die **Post-Zoster-Neuralgie**. Dabei quält den Patienten nach Abklingen des Ausschlags ein brennender Schmerz im Bereich der ehemaligen Zoster-Effloreszenz. Diese **Neuralgie** wird in schweren Fällen schulmedizinisch durch eine sogenannte **Sympathikus-Blockade** (Abschnitt 2.4.) zeitweilig unterbrochen. Wir halten diesen Begriff jedoch nicht für richtig, denn im Rahmen der **Grenzstrangblockade** wird eben nicht nur das vegetative Nervensystem anästhesiert, sondern unausweichlich auch der den Grenzstrang passierende **sensible** Hinterhornnerv. So belegt der Zoster sogar schon empirisch, dass der Grenzstrang auch **afferent-sensible** Fasern führen muss.

Der Zoster ist somit ein ganz **wesentlicher Beleg für die Richtigkeit des MvvK**, da er nur am **Kopf**, an **Thorax und Armen sowie am Becken und den Beinen**, dagegen fast nie im Bereich von HWS oder LWS ausbricht. Denn HWS (bis auf Kopfgelenke) und LWS verfügen über keine rippenanalogen Gelenke, die den Grenzstrang mechanisch bedrängen könnten.

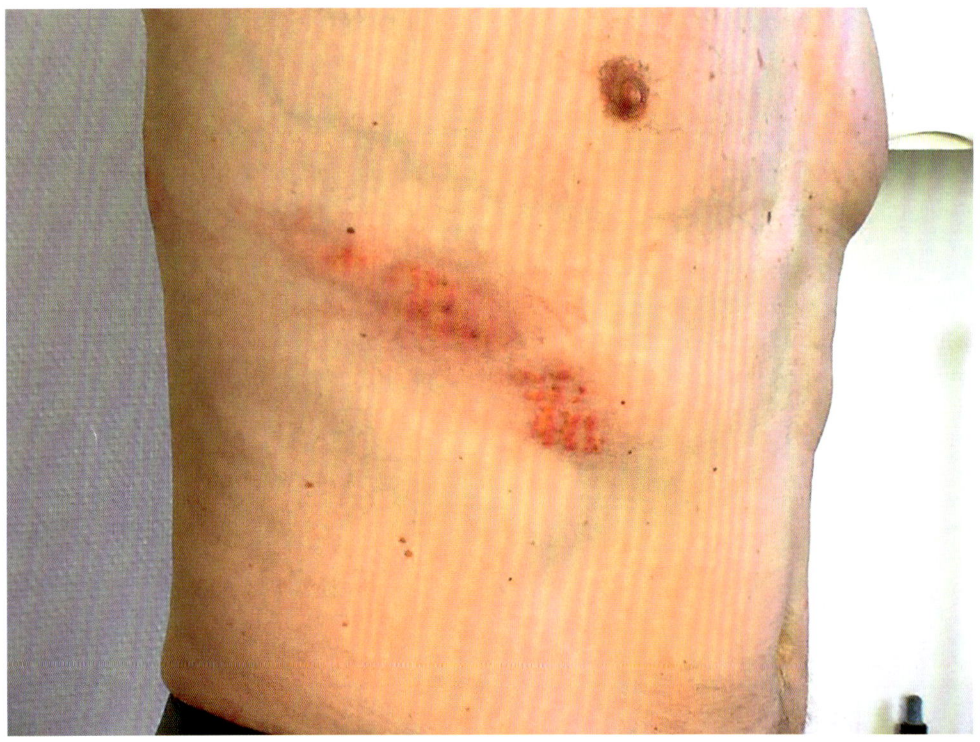

Abbildung 14: Zoster

Manuelle Therapie bei Post-Zoster-Neuralgie

In manualtherapeutischen Kreisen wurde immer wieder von Heilungen eines Herpes Zoster oder auch einer Post-Zoster-Neuralgie berichtet. Die Berichte blieben jedoch anekdotisch und im Hinblick auf die Zusammenhänge von Zoster und Wirbelblockierung ließ sich keine Systematik erkennen. Eigene Erfahrungen auf Grundlage des Modells der vertebro-vegetativen Kopplung zeigen jedoch eine Systematik auf.

Eine deutliche Schmerzlinderung der **Post-Zoster-Neuralgie** durch das Lösen einer in diesem Zusammenhang nahezu **immer** festzustellenden Blockierung an der Wirbelsäule macht deutlich, dass der oben behauptete Zusammenhang mit dem Grenzstrang bestehen muss, da die Blockierungen – wie schon erwähnt – immer im Bereich des MvvK zu finden waren: nur am Kopfgelenk, an der BWS oder am ISG. Auch hier ist die manuelle Therapie zielführend, denn das Lösen der Blockierung, die den Ausbruch der Erkrankung festzulegen scheint, lässt den Schmerz der Neuralgie sehr schnell schwinden. Offensichtlich ist daher die dauerhafte Irritation des **sensiblen Nervs** im Grenzstrang auch ein Faktor, der zum Ausbruch des Zoster und bei weiterhin bestehender Blockierung dann zur Post-Zoster-Neuralgie führt.

5.3 Blaschko-Linien und abweichende Zosterverläufe

Wichtig für die Behandlung des Zosters und anderer Hauterkrankungen ist die Kenntnis der **Blaschko-Linien**. Das sind Verwerfungsstrukturen, die den Ausbreitungsweg von Zellen während der Embryogenese beschreiben und die Hautveränderungen in Anordnung und Form bestimmter Muster bestimmen.

Somit ist für die Behandlung von Effloreszenzen am Rücken, bei denen als Ursache oder als Ko-Faktor eine Blockierung angenommen wird, die Kenntnis wichtig, dass die Haut während der embryonalen Entwicklung nicht so „mitläuft", wie man erwartet, sondern den in der folgenden Abbildung dargestellten **Verwerfungen** unterliegt.

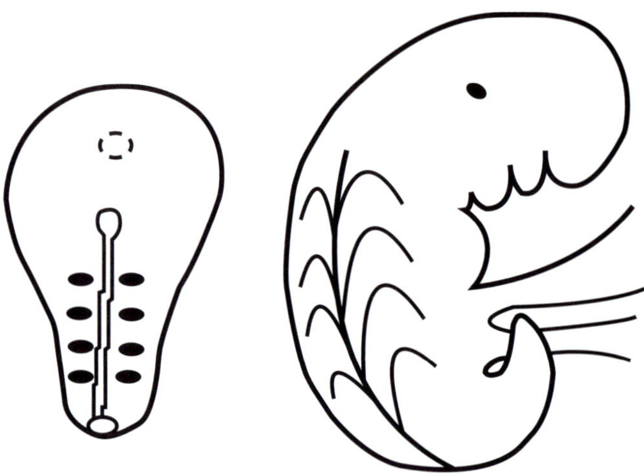

Die Blaschko-Linien haben nichts mit der Metamerie des Nervensystems zu tun.

Abbildung 15: Hautverwerfungen nach Blaschko

Bei der Behandlung des Zoster oder z. B. des paravertebralen Juckreizes oder des **Lichen amyloidosus** (siehe weiter unten) ist zu beachten, dass die zugehörige Wirbelblockade aufgrund der Hautverwerfungen oft zwei bis drei Wirbel tiefer zu suchen ist. **Die Blockierung ist dann nicht im Segment, sondern im Verlauf der Blaschko-Linien zu finden.**

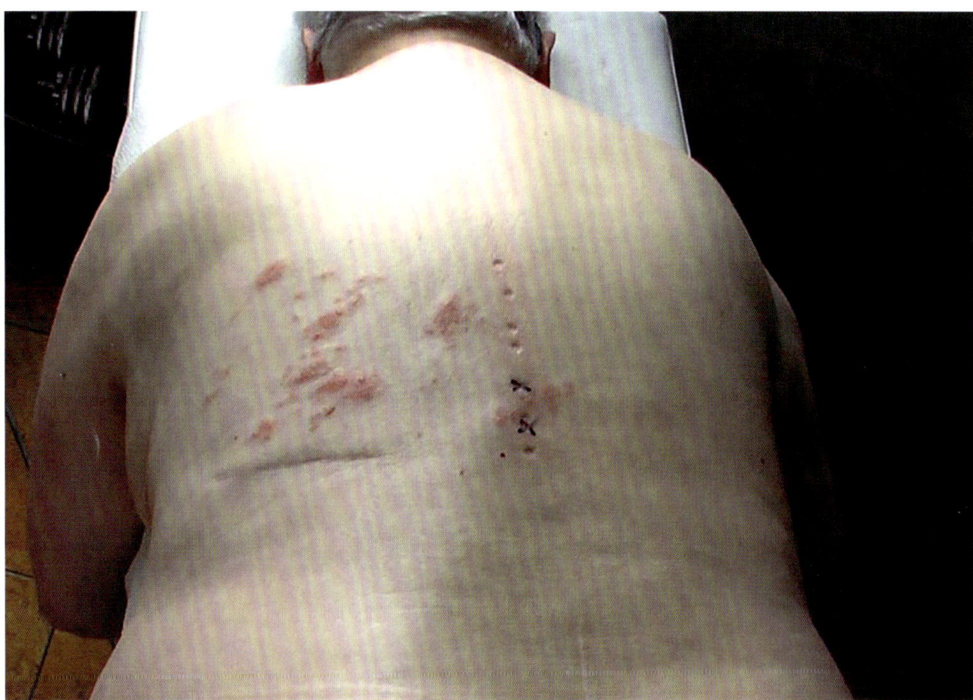

Abbildung 16: Zostereffloreszenz und Blockierung

Bei **untypischen** Verläufen von Zoster-Effloreszenzen (rund 10 % d. F.) verhält es sich so: Sie folgen dann nicht dem Dermatom, sondern ziehen über **mehrere Segmente** hinweg und verlaufen **untypisch** von **unten nach oben**.
Damit erklären sich die **wenigen Ausnahmen**, bei denen Zoster-Effloreszenzen auch mal im Bereich der Halswirbelsäule oder der Lendenwirbelsäule auftreten können, denn diese folgen Blaschko-Linien. Für diese seltenen Ausnahmen im Bereich der Halswirbelsäule ist dann eine Blockierung der **oberen Brustwirbelsäule** ursächlich, für die im Bereich der Lendenwirbelsäule eine Blockierung im **Iliosakralgelenk** (nach dem MvvK).

Lichen amyloidosus

Beim Lichen amyloidosus handelt es sich um eine **harmlose** bräunlich erhabene Hautveränderung. Sie trägt nur aufgrund des Färbeverhaltens bei der Diagnostik den gleichen Namen wie die systemischen Amyloidosen. Meist tritt der Lichen amyloidosus zusammen mit einem chronischen **Juckreiz** am Rücken auf. Auch hier befindet sich die Hautveränderung oft im Verlauf der Blaschkolinien und ist durch Wirbelblockierungen 2–3 Etagen tiefer bedingt.

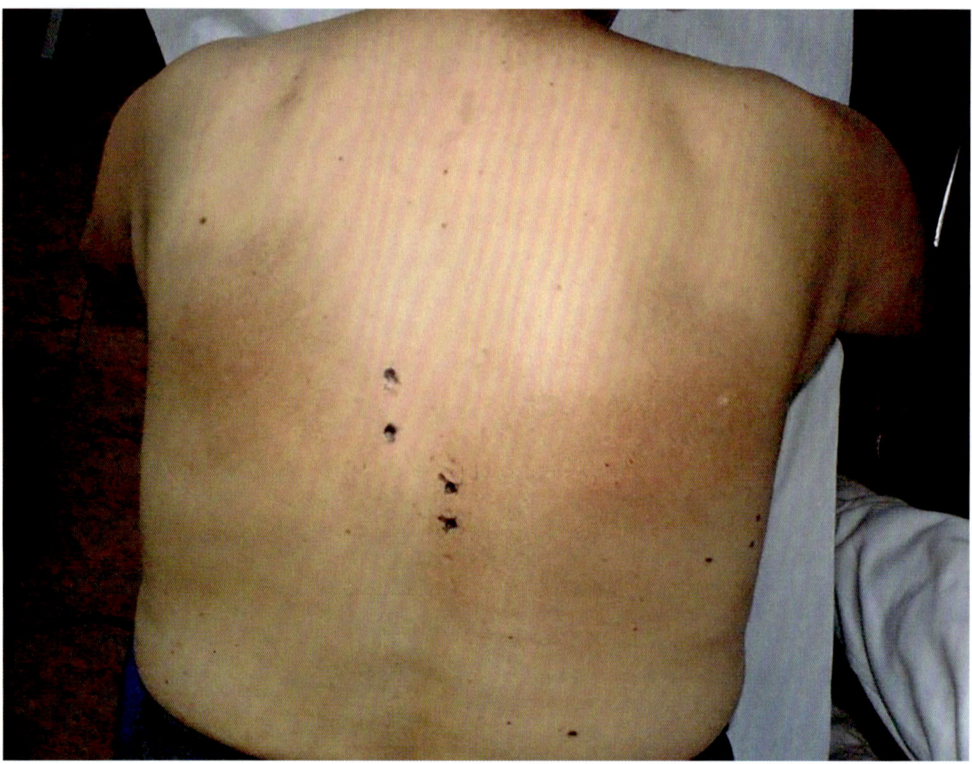

Abbildung 17: Lichen amyloidosus

Zusammenfassend möchten wir festhalten, dass also der Grenzstrang nicht allein den Sympathikus beinhaltet, was leider oft durch die verallgemeinernde Bezeichnung „sympathischer Grenzstrang" oder auch „Sympathikus-Blockade" vermittelt wird, sondern der Grenzstrang führt auch **sensible Fasern**. Wird der Grenzstrang durch eine Blockierung im Bereich der Rippen oder Abschnitte mit rippenähnlichen Gelenken (ISG und Kopfgelenk) komprimiert, können folglich auch sensible Anteile darin betroffen sein. Diese vermitteln dann Schmerzen. Der Schmerz wird allerdings nicht als derart hell oder elektrisierend empfunden wie bei einer direkten Wurzelreizung, sondern wird von Patienten eher als **brennend** beschrieben. Diese Schmerzqualität ist ja für den Zoster ebenfalls pathognomonisch (= krankheitsypisch).

5.4 Gibt es eine autonome Schmerzkrankheit?

Bei der chronischen oder autonomen Schmerzkrankheit geht man bislang von einer Verselbstständigung der Nervenschmerzen aus, abgekoppelt von der eigentlichen Ursache. Diese Annahme von einer **Autonomie** der Erkrankung entsteht unserer Einschätzung nach durch den Verzicht auf eine intensive Untersuchung oder probatorische Behandlung, für die in überfüllten Arztpraxen kaum noch Zeit bleibt. Nach Absicherung des Arztes durch **bildgebende Verfahren** bezüglich struktureller Veränderungen wird die Therapie dann an das sogenannte paramedizinische Personal, also Physiotherapeuten, Ergotherapeuten und Masseure, delegiert. **Dadurch wird ein wesentlicher Erkenntnisgewinn bei der Diagnosestellung abgespalten!**

Würde man den Patienten manuell untersuchen, ist nach unseren Erfahrungen auch bei den als **autonom** schmerzkrank bezeichneten Patienten ein **anatomisches Substrat** (materielle Substanz) bzw. ein schmerzhaftes Areal zu finden. Betäubt man diesen Punkt mit einem Lokalanästhetikum, so verschwindet der Schmerz sofort vorübergehend und man ist sich dadurch sicher, dass diese **vermeintliche Schmerzkrankheit** nicht autonom, sondern an eine anatomische Struktur gebunden war. Aufrechterhalten wird die Schmerzursache unseres Erachtens nach durch die Sympathikus-Irritation. **Dauerschmerzen** entstehen durch die **ständige Produktion von Noradrenalin** (Abschnitt 4.3) an den sympathischen Nervenendigungen wodurch **Schmerzrezeptoren** gereizt werden können und damit Schmerzen vermitteln.

Das wird durch das **Sudeck-Syndrom** bestätigt:
Wie schon erwähnt, wird der Sudeck auch als Algodystrophie oder komplexes regionales Schmerzsyndrom (CRPS) bezeichnet. Da sich das CRPS auch in Ruhe verschlechtert, erfüllt es genau die Kriterien für die Anwendung des Modells der vertebro-vegetativen Kopplung. Die Schmerzkrankheit wäre damit eine **Minor-Form des Sudeck**. Wird die ihr zugrunde liegende Sympathikus-Irritation behoben (durch Deblockierung), ist nach unserer Erfahrung auch die Schmerzkrankheit deutlich zu lindern oder gar zu heilen.

Der Begriff des **Schmerzgedächtnisses** bei dem man annimmt, dass es bei wiederholter Schmerzreizung zu einer **Sensitivierung** der Schmerzempfindung und Weiterleitung kommt, ist durch das Modell der vertebro-vegetativen Kopplung ebenfalls unter anderen Gesichtspunkten zu betrachten: **Bisher wird allgemein angenommen, dass ein autonomer Kreisprozess auf zentraler Ebene durch den Schmerz selbst aufrechterhalten wird**. Aber nach unserer Erfahrung findet die aufrechterhaltende Schmerzwahrnehmung sehr oft ihre Ursache in einer dauerhaften **Sympathikus-Irritation**. Diese erhält durch die sie störende Blockierung die Schmerzvermittlung aufrecht und führt erst dazu, dass eine Chronizität entsteht.

6. Auswirkungen der Sympathikus-Irritation im internistischen Bereich

Organstörungen, denen kein Befund zugrunde liegt oder aber deren Ursache sich nicht eindeutig darstellt, sind nach unseren Erfahrungen **Störungen der vegetativen Reizleitung**. Der Begriff „Reiz" in Reizhusten, Reizmagen, Reizdarm, Reizblase beschreibt ja schon, dass in diesen Fällen keine körperliche Ursache zu finden ist und deutet auf eine nervale Ursache hin. Die **gestörte Efferenz des Sympathikus** stört die Viszeromotorik.

Wir möchten nun auf mögliche Störungen der **efferenten** sympathischen Organsteuerung eingehen.

6.1 Herzrhythmusstörungen in Ruhe

Ein krankes Herz macht im Allgemeinen Probleme **bei Belastung**. Ist dies nicht der Fall, sondern die Tachykardie oder Arrhythmie findet nur in Ruhe (z. B. nachts) statt, dann haben wir hier meistens eine sympathogene Störung vorliegen. Der betroffene, die Symptomatik auslösende Wirbel ist **TH4**. Der Dorn des Wirbels ist **nach links** gedreht.

6.2 Reizmagen und Sodbrennen

Eine sympathogene Störung im Bereich des Magens äußert sich besonders dann, wenn der Patient zur Ruhe kommt. Wenn jemand über **morgendliche Magenschmerzen** oder Übelkeit klagt, die sich dann nach dem Aufstehen verflüchtigen, liegt überwiegend eine Linksrotation (Dornfortsatz nach rechts) vom TH 6 vor. Auch **Sodbrennen**, bevorzugt **im Liegen**, ist sehr häufig auf einen gestörten Sympathikus zurückzuführen. Hier ist es der Ösophagussphinkter, der geschwächt ist und nicht richtig schließt aufgrund der Irritation des Sympathikus im Grenzstrang. Welchen biologischen Sinn diese Spinkteröffnung bei erhöhter Sympathikusaktivität hat, ist uns bislang ebenso verborgen geblieben wie die vom Sympathikus ausgelöste Diarrhoe beim Reizdarm.

Auffällig ist diese Symptomatik bei Schülern, die gleich nach dem Aufstehen über Übelkeit und Magendruck klagen und deswegen nicht zur Schule wollen. Eine Deblockierung des sechsten BWK hat bisher immer diese Probleme rasch beseitigt (siehe Fallbericht S. 104 unten).

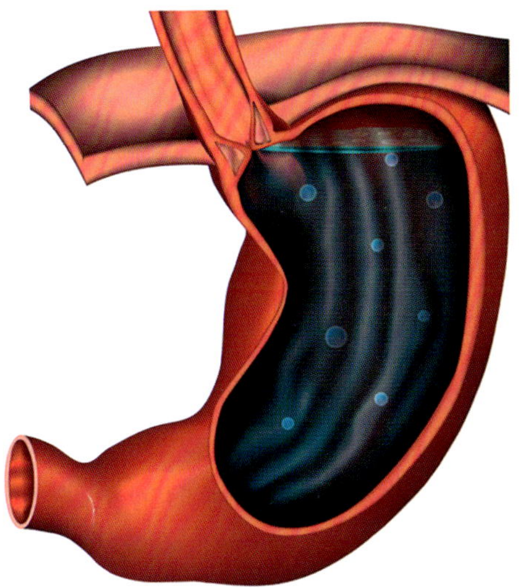

Normal
Nach dem Schlucken von Nahrung schließt der untere Speiseröhren-Schließmuskel (untere Ösophagussphinkter) den Magen.

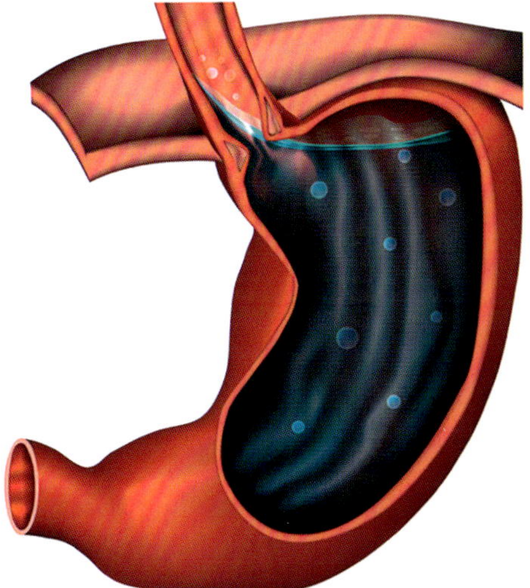

Reflux Krankheit
Der untere Speiseröhren-Schließmuskel ist geschwächt und schließt den Magen nicht mehr komplett ab. Die Salzsäure aus dem Magensaft beschädigt die Schleimhaut der Speiseröhre.

Abbildung 18: Reflux-Krankheit

6.3 Gallenwegsdyskinesien und Gallensteine

Außer ernährungsbedingten Gründen liegt die Ursache für ein Gallensteinleiden in einer Störung des Gallenflusses begründet. Die Galle bleibt liegen und wird nicht wie vorgesehen bei Nahrungsaufnahme ausreichend in den Dünndarm abgesondert. Vermutlich ist hier der verkrampfte Ausgang in den Dünndarm, die **Papilla vateri**, die Ursache.
Bleibt die Gallenflüssigkeit länger liegen, kristallisiert sie aus und Steine können sich bilden. Wir vermuten hierin auch die Ursache für das Post-Cholezystektomie-Syndrom.

Der verursachende Wirbel ist auch hier **TH4**, nur ist der Dornfortsatz **nach rechts** gedreht.

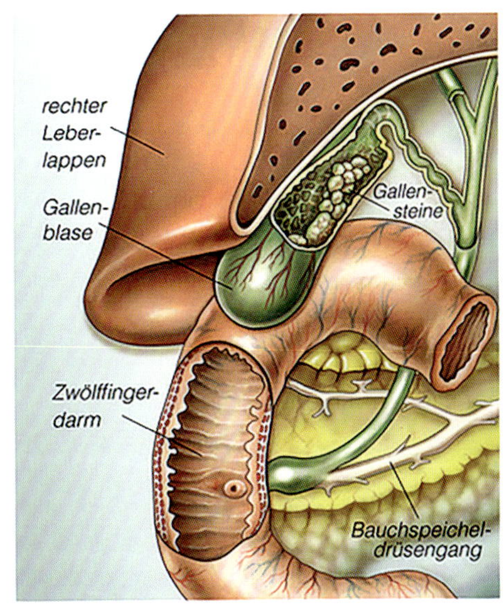

Abbildung 19: Gallenblase

6.4 Das Reizdarmsyndrom (RDS)

Das Reizdarmsyndrom ist eine Ausschlussdiagnose. Andere Darmerkrankungen als Ursache, wie Colitis ulcerosa oder Morbus Crohn, müssen zuvor abgeklärt werden.

Sicher gibt es **weitere Ko-Faktoren**, die ein Reizdarmsyndrom begünstigen können. Darunter fallen auch Unverträglichkeiten bestimmter Nahrungsmittel. Dennoch ist es höchst bemerkenswert, wie viel die Wirbelsäule und damit die Reizleitungsstörung am Grenzstrang ausmachen können. Wir vermuten, dass in ca. 80 % der Fälle die Ursache des Reizdarmsyndroms in einer blockierungsbedingten Reizung des Grenzstranges zu finden ist.

Eine im Jahr 2019 durchgeführte Studie in Zusammenarbeit mit der Universität Jena bestätigte diese Annahme in einer quasi-kontrollierten hinweisenden Studie. (Zeitschrift für Komplementärmedizin 2022; 14(06): 60-64 DOI: 10.1055/a-1983-6582)

Der mechanisch irritierte Sympathikus imitiert lokal begrenzt das, was der Sympathikus allgemein in einer Stresssituation tun würde („Schiss haben"oder „Vor Angst in die Hosen machen"). Welchen Sinn ein Öffnen der Blase / Cardia oder Erzeugen einer Diarrhoe in einer sehr bedrohlichen Situation (beispielsweise Flucht vor einem Säbelzahntiger) haben könnte, blieb uns bisher verschlossen.

Der verursachende Wirbel ist beim Reizdarmsyndrom **TH8**, der Dornfortsatz ist nach **rechts** gedreht. Durch die lokal ausgelöste Hyperaktivität des Sympathikus kann es im Dickdarm zu Blähungen, Krämpfen und Durchfällen kommen, wie man es beispielsweise aus Prüfungssituationen kennt.

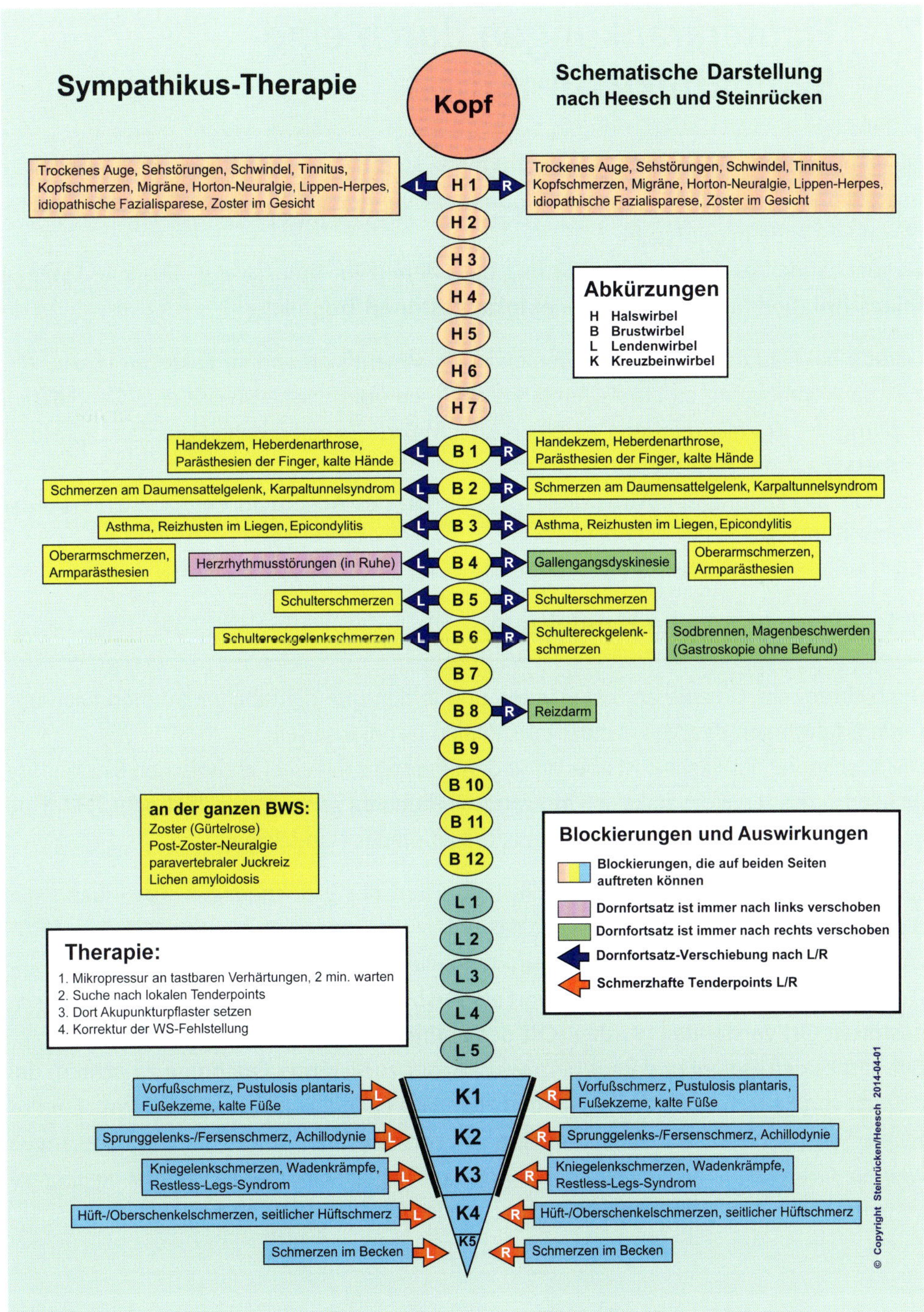

Abbildung 20: Gesamtkartografie von Blockierung mit Grenzstrangirritation und bisher bekannten sympathogenen Störungen

7. Hauterkrankungen durch eine Sympathikus-Irritation

Durch eine Sympathikus-Irritation getriggerte Hauterkrankungen sind ebenfalls **lokal begrenzt**. Das macht sich dann v.a. durch ein vermehrtes **Jucken** bemerkbar und ist besonders lästig in der Nacht.
Hierbei handelt es sich um eine Störung der **Efferenz** im Grenzstrang, also eine **Sympathikus-Irritation** mit den Folgen einer **lokal gestörten Trophik**.

Gerade bei Hauterkrankungen kommen noch wesentliche andere **Faktoren** hinzu, wie z.B. die Veranlagung zu atopischen Erkrankungen oder beispielsweise eine Candidabesiedlung des Darms, die dann zu einer Art „Mykid" (= allergische Reaktion auf einen Pilzbefall) auf der Haut führt.
Aber die Blockierung der Wirbelsäule legt den **Ort des Ausbruchs** des Ekzems fest (Trophikstörung).

7.1 Das chronische Handekzem

Auch chronische Ekzeme an den Händen und in den Interdigitalfalten können nach unseren Erfahrungen das Mykid einer intestinalen Candidose sein.
Die Ausbildung des Ekzems ist aber außerdem meistens mit einer chronischen Blockierung im Bereich des zervikothorakalen Übergangs verbunden, genauer von **TH1 oder TH2**. Eine entsprechende Manualtherapie führt zur Reduktion des Handekzems.

Nach Dr. Franz Xaver Mayr – dem Protagonisten der gleichnamigen Kur – kann nur die toxisch belastete Zelle erkranken, das entspräche der trophisch durch den Sudeck-Mechanismus („Minor-Sudeck") erkrankten Zelle.
Das chronische Handekzem kann damit als Ausbruch einer Allergie an einem trophisch gestörten Ort verstanden werden (Ort des geringsten Widerstands).
Oft hilft es den Patienten darauf hinzuweisen, auf **zuckerarme Ernährung** zu achten, um die sich von Einfachzuckern ernährenden Hefepilze (Candida albicans) im Darm zu reduzieren. So kann diese Hauterkrankung nun von **verschiedenen Seiten** sinnvoll angegangen werden. Oft reicht es allerdings schon durch das Wegfallen nur **eines Faktors**, die Erkrankung unterhalb der Krankheitsausbruchsschwelle (Abschnitt 4.4) zu halten.

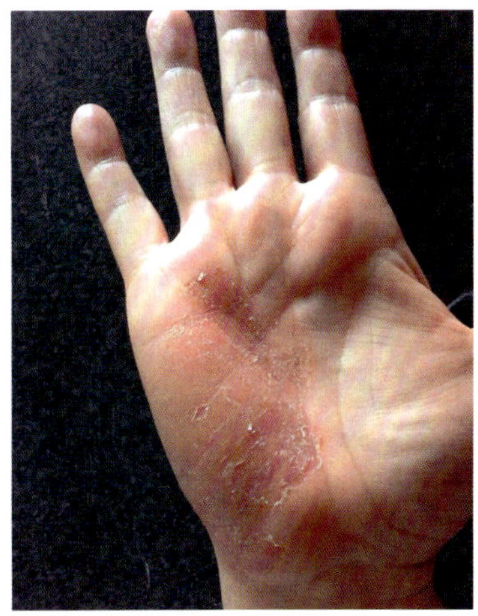

Abbildung 21a: chronisches Handekzem

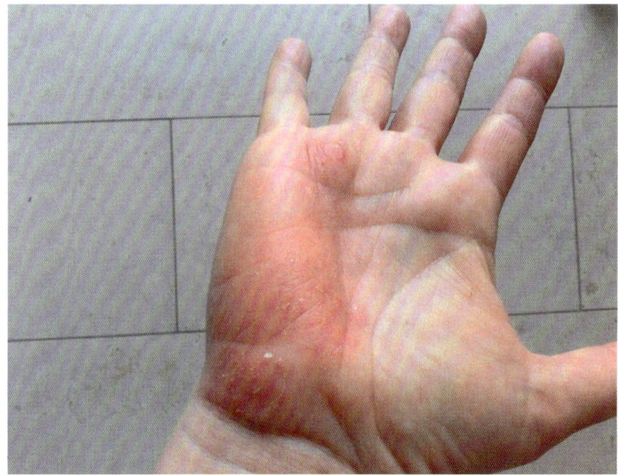

Abbildung 21b: Ekzem 14 Tage nach einer Sympathikus-Therapie

7.2 Pustolosis palmoplantaris

Bei der Pustulosis palmoplantaris treten sterile Bläschen (Pusteln) an den Handflächen und Fußsohlen auf. Es gibt zwei Formen der Pustolosis. Nur die kleinblasige „idiopathische“ Form war bisher in unserer Praxis zufriedenstellend zu lindern. Bei der großblasigen Pustolosis, die der Psoriasis zugeordnet wird, hatten wir keinen Erfolg. Die Bläschen sind zunächst gelb, später verändert sich die Farbe und es bildet sich ein bräunlicher Schorf, der schließlich abfällt. Die Patienten leiden häufig unter **Juckreiz, Brennen** oder **Schmerzen** beim Gehen.

Nach der Kartografie ist mit der Lösung der Blockierung in der oberen Brustwirbelsäule (TH1–2) für die Hände oder des ISG für die Füße (S1) den Patienten geholfen. Wird dadurch die **trophische Störung** behoben, kann die **idiopathische** Pustolosis ausheilen.

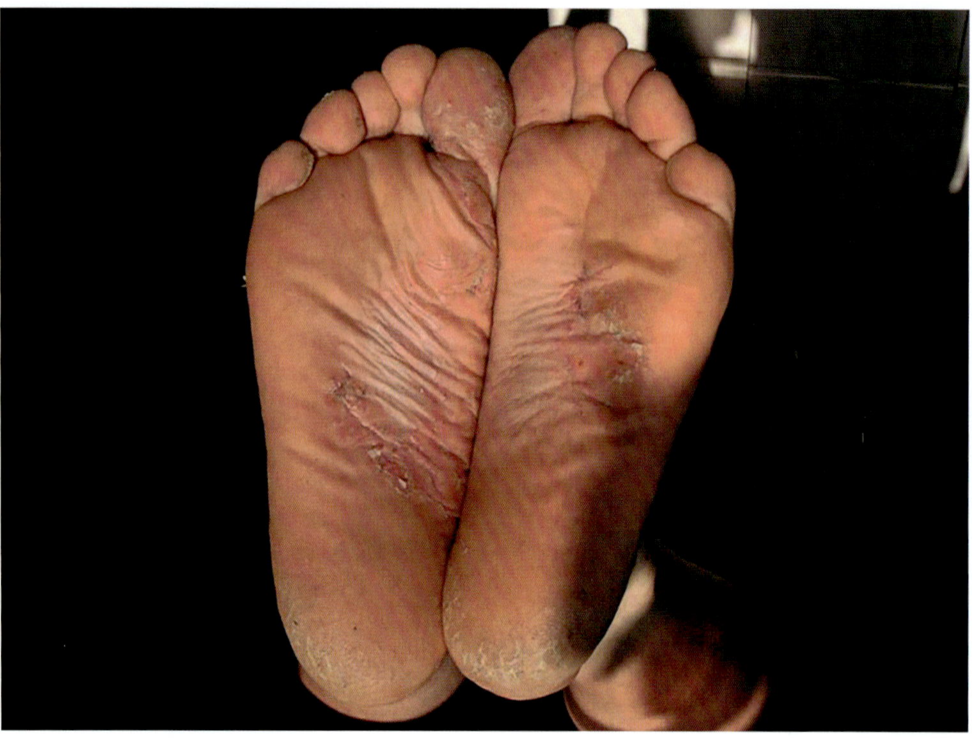

Abbildung 21c: Pustolosis plantaris

7.3 Lichen amyloidosus

Beim Lichen amyloidosus handelt es sich um eine **harmlose** bräunlich erhabene Hautveränderung. Meist tritt diese zusammen mit einem chronischen **Juckreiz** am Rücken auf und ist die Folge einer **Blockierung 2–3 Segmente** tiefer als die Hauterscheinung (siehe 5.3).

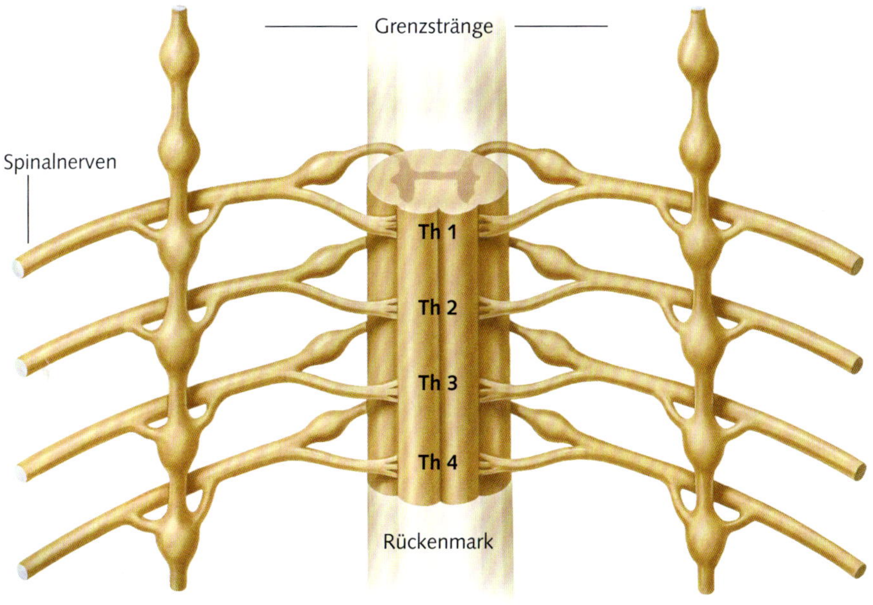

Abbildung 21d: Spinalnerven und Grenzstränge

8. Die wichtigsten Punkte zum Verständnis der Sympathikus-Therapie

Physiologie

1. Der sympathische Anteil des vegetativen Nervensystems ist erkrankt durch eine mechanische Irritation – in Analogie zur Nervenirritation durch einen Bandscheibenvorfall, – hier verursacht durch eine mechanische Bedrängung im Grenzstrang. Der Sympathikus ist nicht generell, sondern nur **lokal** erkrankt.

2. Er kann daher **nicht** – wie sonst üblich – als **kybernetisch** gesteuertes Vermittlungsorgan wirken, das pathogene Störungen weiterleitet und damit zu Krankheiten führt. Das führt zu einer Regulationsstörung nur in dem Teil der Peripherie, der von diesem Anteil des Sympathikus neural versorgt wird.

3. Damit behandelt die Sympathikus-Therapie nicht Erkrankungen, sondern **Regionen**, in denen dann unterschiedlichste Syndrome je nach **pathogenen Ko-Faktoren** ausbrechen.

4. Die Sympathikus-Therapie behandelt primär den erkrankten Sympathikus und nur sekundär Krankheiten.

5. Erstmals wird im Gegensatz zu den üblichen Hardwarestörungen (Verletzungen, Vergiftungen, Infektionen) eine Softwarestörung (des „Betriebssystems" vegetatives Nervensystem) als alleinige Entstehungsursache (oder Ko-Faktor) von Krankheiten beschrieben.

6. Da der **Parasympathikus** im Rahmen der embryonalen Entwicklung (bis auf minimale Ausnahmen im Kopfbereich und im Herzen) nur im entodermalen (Atmungs- und Verdauungstrakt) und **nicht im mesodermalen** (Skelett, Muskel-Band-Apparat) und **ektodermalen** (Haut und Nerven) Gewebe angelegt ist, **spielt er bei der Erkrankung von meso- und ektodermalem Gewebe keine Rolle.**

7. Die Aufgabe des Parasympathikus ist hauptsächlich die Bereitstellung eines Pools von molekularen Bausteinen und chemischer Energie, aus dem sich Grundumsatz und ergotropher (energieverbrauchend) Sympathikus bedienen.

8. Lokale **Regeneration** in der Peripherie hat daher nichts mit dem Parasympathikus zu tun, sondern verläuft automatisch durch Herabschaltung des Sympathikotonus in Ruhe.

9. Ist der Sympathikus durch die oben erwähnte lokale mechanische Irritation dauerhaft aktiv, ist die Regeneration erschwert. Die Regulation der Gefäßspannung durch den Neurotransmitter Noradrenalin kann nicht mehr regelhaft erfolgen. Es kommt zu einer gestörten Gefäßreaktion und damit auch zu einer gestörten Homöostase am betroffenen Ort. Denn durch die lokal gestörte Regulation ist auch das Lymphsystem betroffen: lymphpflichtige Lasten können nicht mehr situationsgerecht transportiert werden.
10. Kann die Herabschaltung des Sympathikus wegen der dauerhaften mechanischen Reizung im Grenzstrang nicht erfolgen, kommt es zur Verstärkung der Symptome gerade in Ruhe. **Verschlechterung durch Ruhe** wird so zu einem sehr wesentlichen Kriterium sympathogener Erkrankungen (pathognomonisch).
11. Wie der Parasympathikus, so ist auch das **somatische Nervensystem** für die Entstehung chronischer, regional begrenzter Erkrankungen **irrelevant**. Denn dieses ist nur für die Sensorik / Motorik zuständig und kann deshalb keine trophischen Störungen in der Peripherie erzeugen.

Anatomie

12. Die **Sympathikus-Therapie** ist primär eine **orthopädische Behandlung** der vom erkrankten Sympathikus verursachten Syndrome. Denn die eigentliche Ursache ist – beispielsweise – die Rotationsblockierung eines Brustwirbels. In dieser Position wird der Kopf der zugehörigen Rippe nach ventral gegen den davor liegenden Grenzstrang gedrückt. Das erzeugt die mechanische Irritation des im Grenzstrang liegenden Sympathikus mit den Folgen der oben beschriebenen trophischen Störung in der Peripherie oder einer Funktionsstörung innerer Organe (Beispiel Herzrhythmusstörungen). Dieser Wirkmechanismus wird als **Modell der vertebro-vegetativen Kopplung** bezeichnet.
13. **Da nur Kopfgelenke, BWS und ISG** über Rippen oder rippenanaloge Anhänge verfügen, können allein diese den Grenzstrang bedrängen. LWS und HWS (außer Kopfgelenke) sind deswegen für die Entstehung sympathogener Erkrankungen völlig irrelevant.
14. Den Grenzstrang passieren auch **sensible Fasern** aus dem Hinterhorn. Werden diese analog dem Modell der vertebro-vegetativen Kopplung mechanisch bedrängt, kann das zu unterschiedlichsten **neuropathischen Erkrankungen** führen wie Parästhesien und besonders dem Zoster.

15. Die Beschränkung des **Zoster** auf Kopf, Thorax / Arme und Becken / Beine ist der sichtbare und **wichtigste Beleg für die Richtigkeit des Modells** der vertebro-vegetativen Kopplung. Denn nur im Bereich von Kopfgelenk, BWS und ISG kann der Grenzstrang durch Rippen und rippenanaloge Strukturen bedrängt werden (Zoster-Artikel – siehe Quellen).

16. Bis auf die oberen drei Wirbel können im Bereich der BWS erfahrungsgemäß nur **Rotationsblockierungen** den Sympathikus irritieren. Vom BWK 4 und tiefer verursachte sympathogene Syndrome sind deshalb immer nur einseitig. Nur BWK 1–3 können durch Blockierungen in Beugungshaltung der BWS symmetrische Syndrome verursachen (Heberden-Arthrose, beidseitige Parästhesien der Hände, Handekzeme, Rhizarthrose, CTS).

17. Von der **Segmentierung** des somatischen Nervensystems vorgegebene hierarchische Strukturen sind im Grenzstrang nicht vorhanden. Erst durch den in der Embryonalentwicklung spät erfolgenden sekundären Anschluss des aus der Neuralleiste entstehenden Grenzstrangs an das somatische Nervensystem entsteht eine „Pseudosegmentierung". Diese ist sogar eher auf den Kopf gestellt. So ist nicht die Behandlung von kranial, sondern die von kaudal zielführend.

18. Wenn man sich die Kartografie der Sympathikus-Therapie betrachtet, ist sehr augenfällig, wie andersartig diese zu segmentalen Zuordnungen ist. Beispielweise wird in Darstellungen der Dermatome die Schulter C4 zugeordnet und die Hände dem tiefer gelegenen Segment C6/7 (Abb. 10a und 10b auf Seite 41)

Therapie

Spezielles orthopädisches Vorgehen bei der Sympathikus-Therapie: Wir betrachten blockiertes Gelenk, Bandapparat und Muskulatur immer als Einheit. Deshalb wird erst Muskulatur und Bandapparat (Faszientherapie), dann das Gelenk (Manualtherapie) und danach für die Nachhaltigkeit abermals die Muskulatur / der Bandapparat behandelt.

19. Faszientherapie im Sinne des Dry Needling durch **Mikropressur**.

20. Nachhaltigkeit durch Applikation von Kugelpflastern auf Tenderpoints **(Akuperm)**.

Komplexität

21. Obwohl der Wirkmechanismus – beschrieben durch das **Modell der vertebro-vegetativen Kopplung** – sehr einfach ist, können die Auswirkungen der Sympathikus-Irritation dennoch sehr komplex sein. Die Komplexität, mit ihren auch scheinbar gegen das einfache Modell stehenden Widersprüchlichkeiten, wird durch das weitere pathogene Faktoren einbeziehende **Krankheitsschwellenmodell** gut erklärbar. Dieses Modell ist Basis für das Verständnis der bisher in diesem Maße ungekannten Erfolge der Sympathikus-Therapie.

Allgemeines

22. Die Sympathikus-Therapie bringt die **Wirbelsäule in die Mitte der Medizin**, da sie die meisten **regional begrenzten** Erkrankungen, deren Ursache bisher ungeklärt war, nicht nur erklären, sondern auch prinzipiell heilen oder lindern kann.

23. Da die Beschwerden überwiegend durch Ruhe auftreten – also eher in vom Patienten als angenehm empfundenen Situationen wie Fernsehen oder Schlafen –, spielt der oft Diagnostik und Therapie verschleiernde **sekundäre Krankheitsgewinn** kaum eine Rolle.

24. Die Sympathikus-Therapie ist **einzigartig einfach, nachhaltig und sanft**. Einfach, weil nur wenige Wirbel sympathogene Erkrankungen auslösen. Ort der Diagnose und Therapie sind identisch und der Therapieerfolg ist sofort dort überprüfbar. Sanft, weil mit minimalen Impulsen (Mikropressur) größte Wirksamkeit erzielt wird. Diese wird nachhaltig durch die dauerhafte Stimulation von Tenderpoints durch das Kugelpflaster.

25. Sie ist insofern wissenschaftlich belegbar, als Diagnostik und Therapieerfolg **immer** reproduzierbar sind. Reproduzierbarkeit ist ein wesentliches **wissenschaftliches Kriterium**. Weiterhin weist die extreme Effizienz der Sympathikus-Therapie auf ein hohes Maß der Abbildung der Realität durch das Wirkmodell hin.

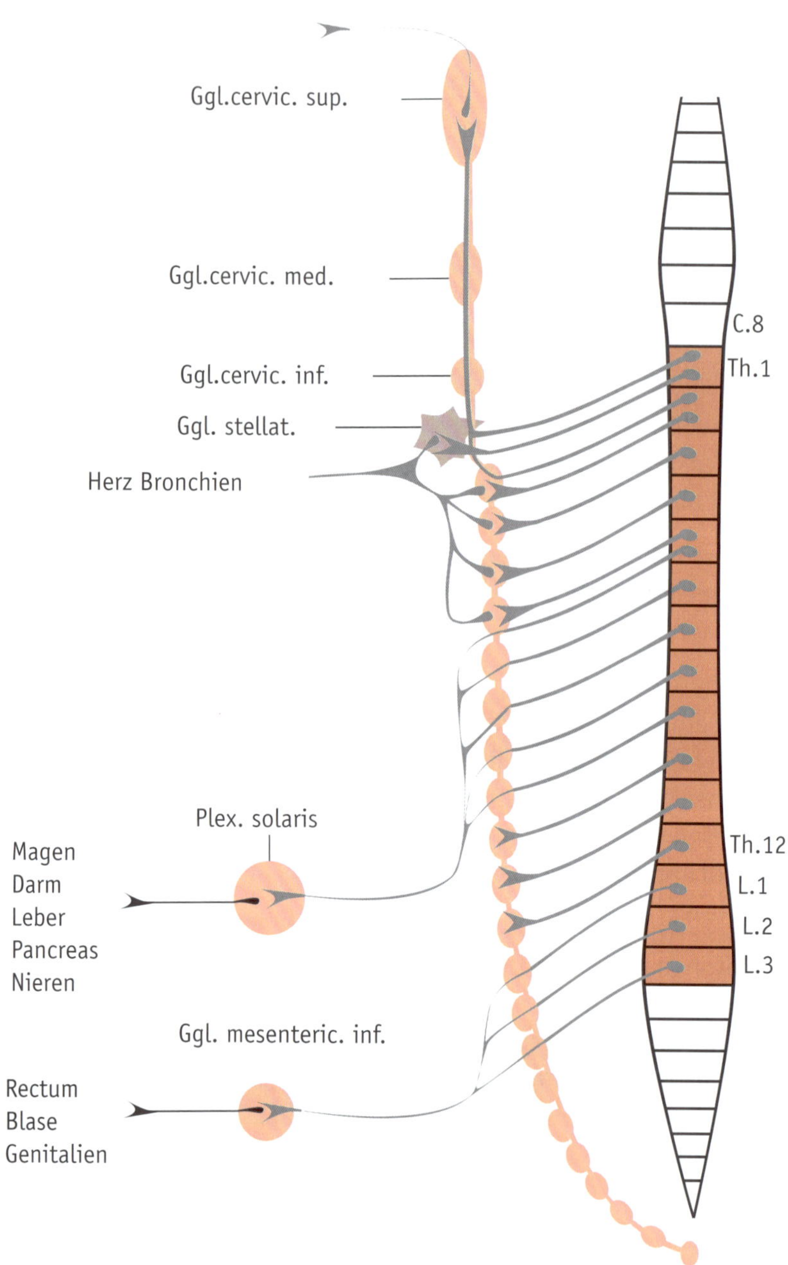

Abbildung 22: Vegetative Umschaltung im Grenzstrang (modifiziert nach Villinger).

9. Praxisanleitung

9.1 Wesentliches zur Sympathikus-Therapie

Das Wesentliche in der Sympathikus-Therapie ist der **Sympathikus**! Dieser muss behandelt werden, nicht die Erkrankung, die er erzeugt! Wenn wir uns dies bewusst machen, können wir uns allein darauf konzentrieren, den Sympathikus wieder „freizulegen“ und seine normale Funktion wieder herzustellen.

Denn gibt es **keinen** anderen schlüssigen Grund für die Symptomatik des Patienten, dann ist es in den meisten Fällen **sympathogen**, was ihn zu uns führt und wir können sehr zuversichtlich sein ihm helfen zu können.

Wir haben uns bei der Sympathikus-Therapie auf sehr **wenige Techniken** beschränkt. Diese haben sich seit vielen Jahren bewährt. Aber es ist jede andere Technik denkbar, die dazu führt, die irritierende Blockierung zu lösen.

Kontraindikationen für die manuelle Behandlung sind nur eine **Osteoporose** oder **Krebs in der Anamnese** (da Knochenmetastasen möglich sind). Sollte der Patient diese Angaben machen, so kann man dennoch mit den Techniken Mikropressur und AKUPERM über die Tenderpunkte arbeiten.

9.2 Mikropressur macht pathologische Verhärtungen weich

Zur Vorbehandlung des Gewebes um die Blockierung herum und die Behandlung der jeweiligen Tenderpoints nutzen wir die **Mikropressur**.

Leitsatz für die Wirkung dieser **Weichteiltechnik** ist:
Alles, was pathologisch hart ist, wird durch sanfte Berührung weich!

Dazu wird das verhärtete Gewebe mit einem leicht spitzen Gegenstand, z. B. einem leeren Kugelschreiber oder einem Golf-Tee, zart berührt (so zart wie „hingehaucht“). Das pathologisch verhärtete Gewebe darunter entspannt sich daraufhin. Wichtig ist: Findet man einen Punkt durch Auslösen eines Druckschmerzes (mit dem Finger oder mit einem Drucktaster), so sollte danach mindestens **5–10 Sekunden** gewartet werden, bis man den Punkt dann noch einmal berührt, um nun **therapeutisch** zu wirken. Diese Zeit benötigt der Punkt, um nach dem Schmerzreiz wieder „runterzufahren“. Nach der nochmaligen Berührung wartet man ca. **2 Minuten** auf das therapeutische Ergebnis des Reizes, den man damit gegeben hat. Diese Zeit benötigt beispielsweise der verspannte Muskel, um ausreichend zu reagieren.

9.3 AKUPERM

AKUPERM meint: **permanente Akupunktur**

Durch das Kleben eines Akupunkturpflasters (ein aus der Ohrakupunktur bekanntes Pflaster mit einem Kügelchen = „Kugelpflaster" oder Nädelchen = „Dauernadel") kann man an dem **genau lokalisierten Tenderpoint** im Gewebe eine bisher ungekannte **Nachhaltigkeit** erreichen. Das Kügelchen oder die Dauernadel (für Heilpraktiker) macht das Gewebe darunter weich. Sie **verlängert** sozusagen den leichten Reiz der Mikropressur. Diese Akupunkturpflaster können, solange sie keinen vom Patienten (Pat.) empfundenen negativen Reiz am Ort der Platzierung erzeugen, gern mehrere Wochen am Tenderpunkt verweilen. **Dies unterstützt den Erfolg der Sympathikus-Therapie sehr nachhaltig und wirksam!**

Alternativ zur Mikropressur ist es auch möglich auf den Tenderpoint einen Haci-Magnetschröpfkopf zu setzen (Abb. 22).

Durch den Reiz des Tenderpoints entspannt sich der verkrampfte Muskel und die **Blockierung** kann sich im besten Fall allein dadurch bereits **auflösen** (siehe Behandlung am ISG, an der nur diese beiden Schritte meist ausreichen!).

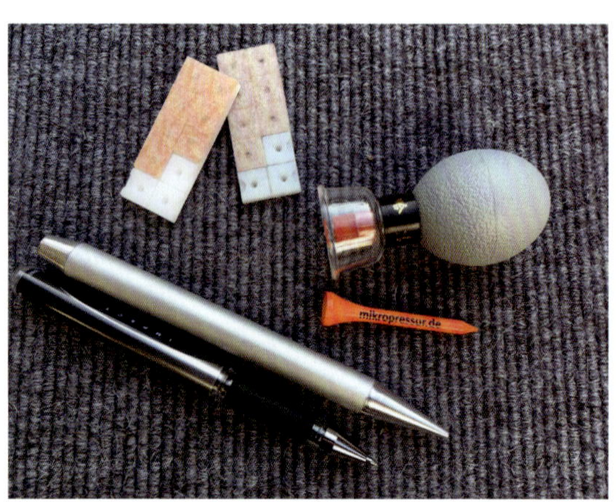

Abbildung 23: Behandlungsmaterial

Tenderpoints und Triggerpunkte

Ein **Triggerpunkt** ist eine tastbare Myogelose (Verhärtung) im mittleren Bereich des Muskels. Er ist oft auch als Hartspann tastbar. Er unterscheidet sich vom Tenderpoint (nur lokale Schmerzauslösung) durch ein **Ausstrahlungsphänomen**.

Der **Tenderpunkt** hingegen ist am **Sehnenansatz am Knochen** lokalisiert und ist ein **lokaler** Schmerzpunkt. Die **Tenderpoints sind** die **Maximalpunkte** (Schlüsselpunkte), die am erfolgreichsten die Muskulatur und Faszie entspannen. Es sind die Punkte, auf die das Akupunkturpflaster geklebt wird.

Anmerkung zu den Tenderpoints:
Die Reduktion auf so wenige manuelle Techniken in der Sympathikus-Therapie ist nur möglich, weil wir bei den Weichteilbehandlungen nicht ganze Muskelgruppen und die umgebenden Faszien, sondern nur **Schlüsselpunkte** – die sogenannten **Tenderpoints** – behandeln. Die sofortige – jedoch nur kurzfristige – Entspannung des Muskels kennen wir aus der Neuraltherapie, bei der ein lokales Betäubungsmittel an den Tenderpoint gespritzt wird. Längere Wirksamkeit erreicht man durch das schon oben erwähnte sogenannte **Dry Needling**.

Über 80 % der Akupunkturpunkte sollen Tenderpoints entsprechen. Akupunkturpunkte sind nicht nur durch Auslösen eines Druckschmerzes, sondern auch auf der direkt darüberliegenden Haut mit einem elektrischen **Hautwiderstandsmessgerät** zu finden. Das heißt, auch die Haut reagiert direkt über dem Tenderpoint auf die Verspannung einer Faszie. Diese **Reaktionspunkte** sind wiederum therapeutisch nutzbar.
Das haben schon die **antiken Chinesen** gewusst. So haben sie beispielsweise den Ansatzpunkt des nach langen Märschen häufig verspannten M. tibialis anterior mit einem Reiskorn beklebt und konnten mit Hilfe dieses auch „Drei Dörfer" genannten Punktes (Magen 36) an der Schienbeinkante etliche Kilometer schmerzfrei (also drei Dörfer) weiterwandern. Es war also schon vor 3.000 Jahren bekannt, dass allein durch eine Hautberührung ein ähnlicher Effekt wie mit einem Nadelstich erzielt werden kann. Warum ein lokales Betäubungsmittel, der Stich einer Nadel oder die alleinige Berührung der Haut über dem Tenderpoint gleichartig auf die Anspannung des zugehörigen Muskels wirken, kann noch nicht physiologisch erklärt werden. Eine Reizung von Propriorezeptoren kann es nicht sein, da diese ja bei der gleich wirksamen Lokalanästhesie eher ausgeschaltet werden.

Durch das Nutzen dieser uralten Technik konnten wir die Physiotherapie revolutionieren, indem wir statt langwieriger und oft schmerzhafter Massagen über die Tenderpoints ein kleines Kugelpflaster kleben. Die Entspannung des Muskels erwies sich als extrem nachhaltig. So konnten wir in den letzten 30 Jahren mit dieser Weichteiltechnik vielen Tausend Patienten mit durchschnittlich nur drei Behandlungen sehr erfolgreich ihre orthopädischen Probleme lindern. **Und wie wir nun durch die Sympathikus-Therapie wissen, haben auch sehr viele neurologische, dermatologische und internistische Erkrankungen eine orthopädische Ursache.**

9.4 Die Anamnese

Die Anamnese des Patienten ist für den **erfahrenen** Sympathikus-Therapeuten eine sehr knappe Befragung. Denn die Symptomatik, die den Patienten mit einer Störung im Bereich des Grenzstrangs auszeichnet, hat folgende Merkmale:

- Sie ist **chronisch**, besteht also mindestens schon seit Wochen.
- Sie ist **lokal** begrenzt.
- Sie **verschlechtert sich durch körperlicher Ruhe** (nachts oder während einer längeren Phase der körperlichen Ruhe wie z. B. Fernsehen oder Autofahren).
- Es haben sich meist schon mehrere Therapeuten vorher **vergeblich** um Besserung bemüht, und es ist **kein fassbarer Grund** für die Symptomatik oder ihre Entstehung auszumachen.

Daher interessieren den Sympathikus-Therapeuten nur folgende Fragen:

- Lokal?
- Chronisch?
- Verschlechterung in Ruhe?
- Kontraindikationen?

Sinnvoll ist es bei der Befragung des Patienten eine **visuelle Analogskala (VAS)** zu benutzen, an der er festmachen kann, wie stark seine Schmerzen auf einer Skala von 0 bis 10 **vor der Behandlung** sind. Diesen Wert kann man beim zweiten Termin wieder als Vergleichswert heranziehen.

9.5 Orientierung an der Wirbelsäule

Nach der knappen Anamnese kann sich der Therapeut sehr sicher nach der **Sympathikus-Kartografie** orientieren: Sie gibt ihm eine **klare Vorgabe**, welcher Wirbel bzw. welches Gelenk für die Symptomatik seines Patienten ursächlich ist. Diese Sicherheit ergibt sich aus der jahrelangen praktischen Erfahrung, aus der heraus die Kartografie entstanden ist (Kapitel 3).

Für das Arbeiten mit der **Sympathikus-Kartografie** ist es wichtig, den **genauen** Wirbel und den dazugehörigen Tenderpoint zu lokalisieren. Dazu ist eine grobe Orientierung sinnvoll.

Orientierung an der BWS über den Dornfortsatz

TH1 findet man, wenn man den Patienten (nach einer Flexion) eine Extension in der HWS ausführen lässt. C6 gleitet dadurch nach ventral. Darunter findet man C7 und darunter folglich TH1.

TH3 ist ca. auf Höhe der Schulterblattgräte zu finden.

TH7 dann auf Höhe des unteren Schulterblattwinkels.

Diese Knochenpunkte sind aber nur eine **ungefähre Angabe**. Wenn man genau sein möchte, dann muss man von TH1 ab nach kaudal zählen. Hinweis auf die „richtige Stelle" ist immer auch die **Verhärtung der paravertebralen Muskulatur**, die eine Blockierung begleitet.

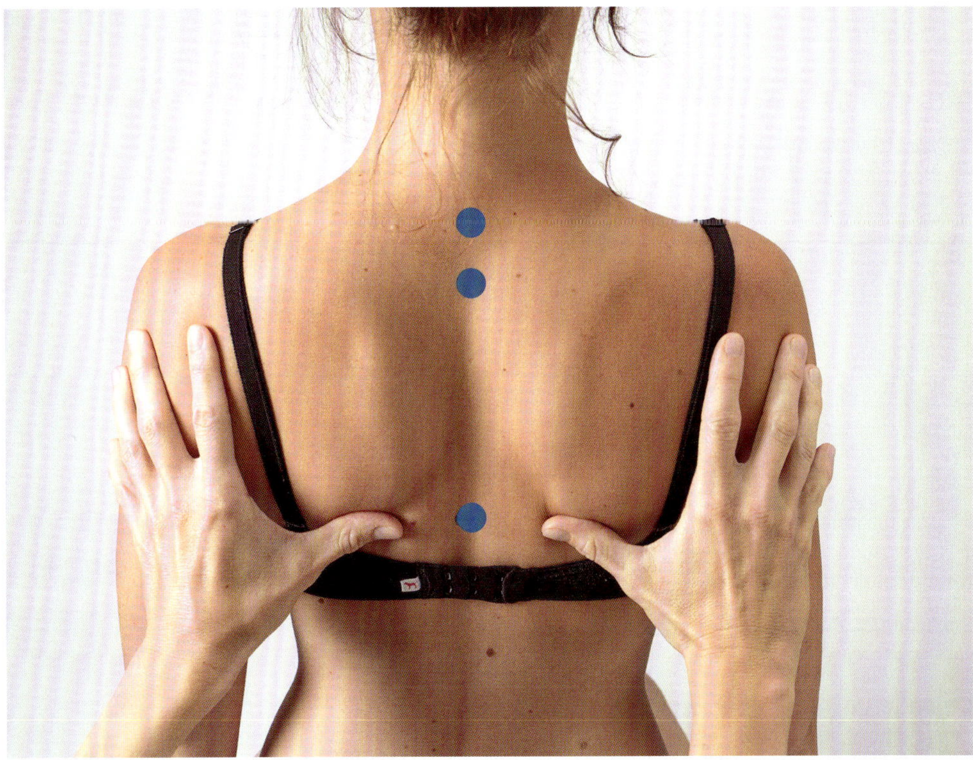

Abbildung 24: Referenzpunkte am Rücken

Am **Becken** orientiert man sich am sichersten an der Spina iliaca posterior superior.

S1: Medial der Spina findet man S1.
S2: Stößt man von kaudal an die Spina, so ist man auf Höhe S2.
S3: Auf Höhe der Spina iliaca posterior inferior
S5: Cornua sacralia

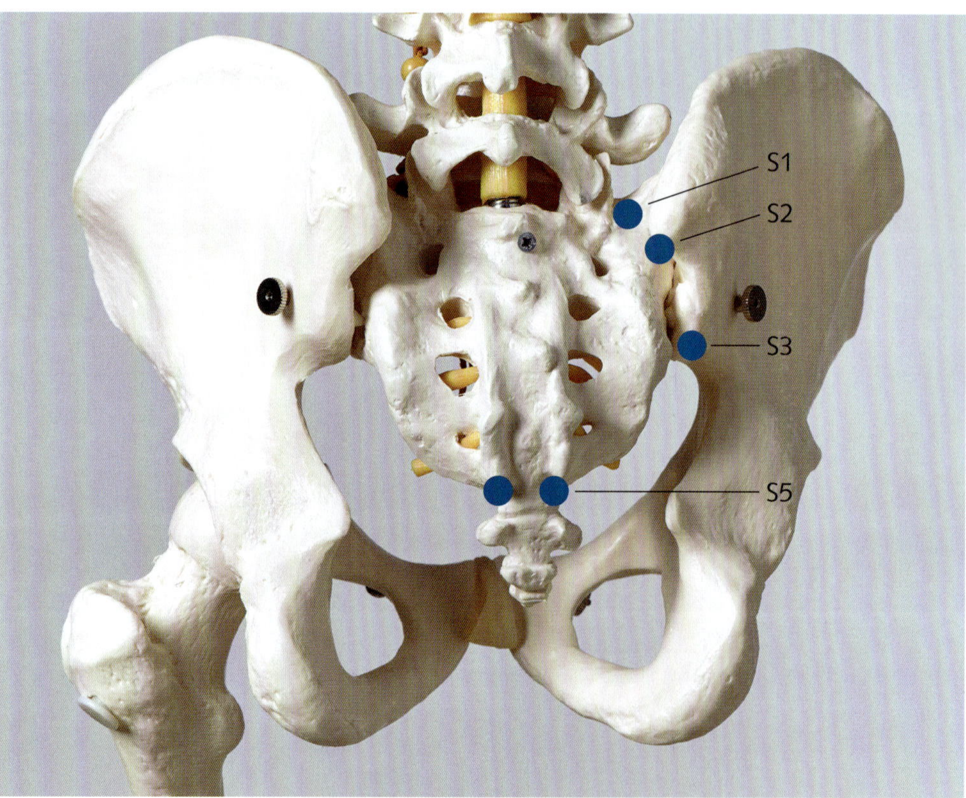

Abbildung 25: Referenzpunkte am Becken

Orientierung am Kopfgelenk (Occiput-Atlas)

Man findet den **Atlas-Querfortsatz** sicher, wenn man mit dem tastenden Finger hinter dem aufsteigenden Kieferast nach oben fährt, bis es nicht mehr weitergeht (os petrosum). Einen halben Finger darunter ist der Querfortsatz des Atlas zu tasten.

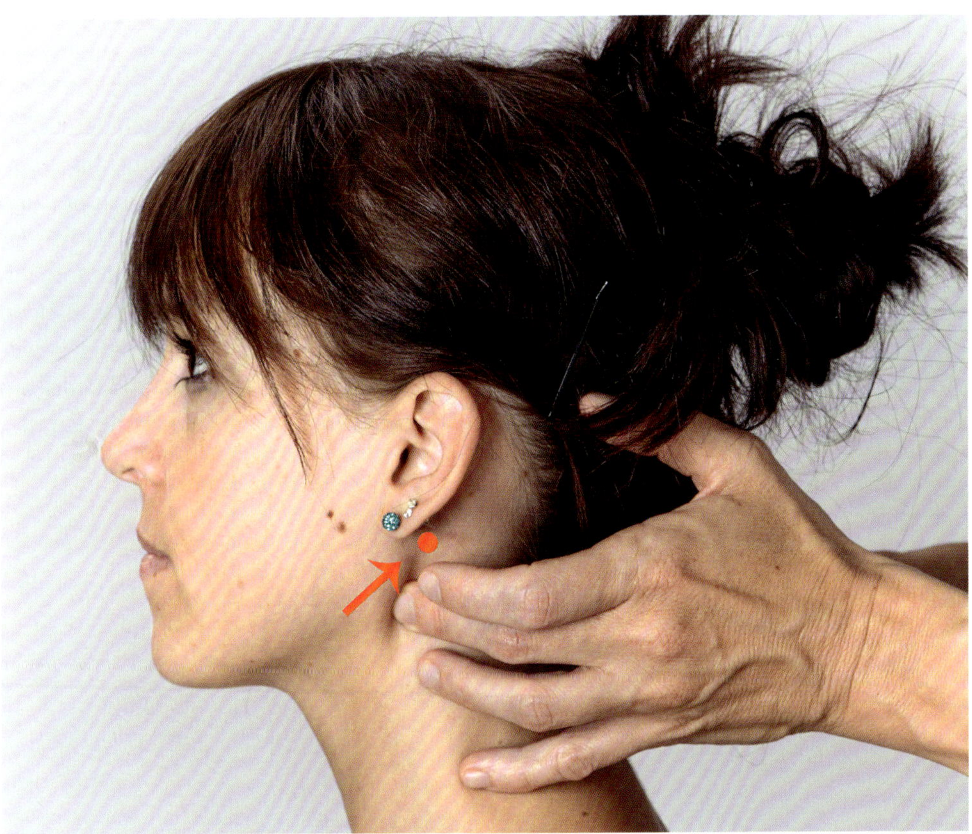

Abbildung 26: Ertasten des Atlas-Querfortsatzes

Den blockierten Wirbel und den Tenderpunkt finden durch Druckprovokation an der BWS

Da der Wirbel, der die Symptomatik auslöst, in einer **Rotationsblockierung** steht und somit von der **orthograden Position** abweicht, findet man ihn durch Tastbefund oder durch Provokation mit Druck. Man orientiert sich dabei nach der Sympathikus-Kartografie (Symptomatik = bestimmter Wirbel). Achtung: Manchmal sind Wirbel auch von Natur aus mit einem abweichenden Dornfortsatz ausgestattet. Aber in dem Fall sind sie nicht druckschmerzhaft von der Seite.

Test auf seitlichen Druck am Dornfortsatz: Wenn dieser **schmerzt**, dann ist der **Dornfortsatz** zu der schmerzhaften Seite hingedreht und der Wirbel in der Gegenrichtung blockiert. Bsp.: Dornfortsatz von rechts druckschmerzhaft = Wirbel steht in Linksrotation blockiert (die Rotationsbewegung nach rechts ist behindert).

Dies kann man gut zunächst mal am sitzenden Patienten testen, indem man ihn seitlich an der Schulter festhält und den Dornfortsatz von der Seite drückt.

Genaue Lokalisation mit Suchstift: Dazu am in Bauchlage liegenden Patienten den Dornfortsatz auf der vermuteten Höhe ertasten und dann mit dem Suchstift (Drucktaster) an der Flanke des Dornfortsatzes drücken und im Vergleich auch am Wirbel darüber und darunter (Vergleichswirbel). Gut ist gleichzeitig mit dem Drucktaster an der Flanke des Dornfortsatzes **hin und her** zu **reiben**. Wichtig ist hierbei, dass man **langsam** vorgeht, um dem Patienten eine Vergleichsmöglichkeit zu geben. Damit kann man sehr gut den schmerzhaftesten (= der relevante) Wirbel herausfinden. Oder man testet unter Bewegung (siehe Mobilisation in Bauchlage im Folgenden). Durch die **Bewegung** und **Druck am Dornfortsatz** lässt es sich ebenso gut ermitteln, welcher Wirbel am schmerzhaftesten ist.

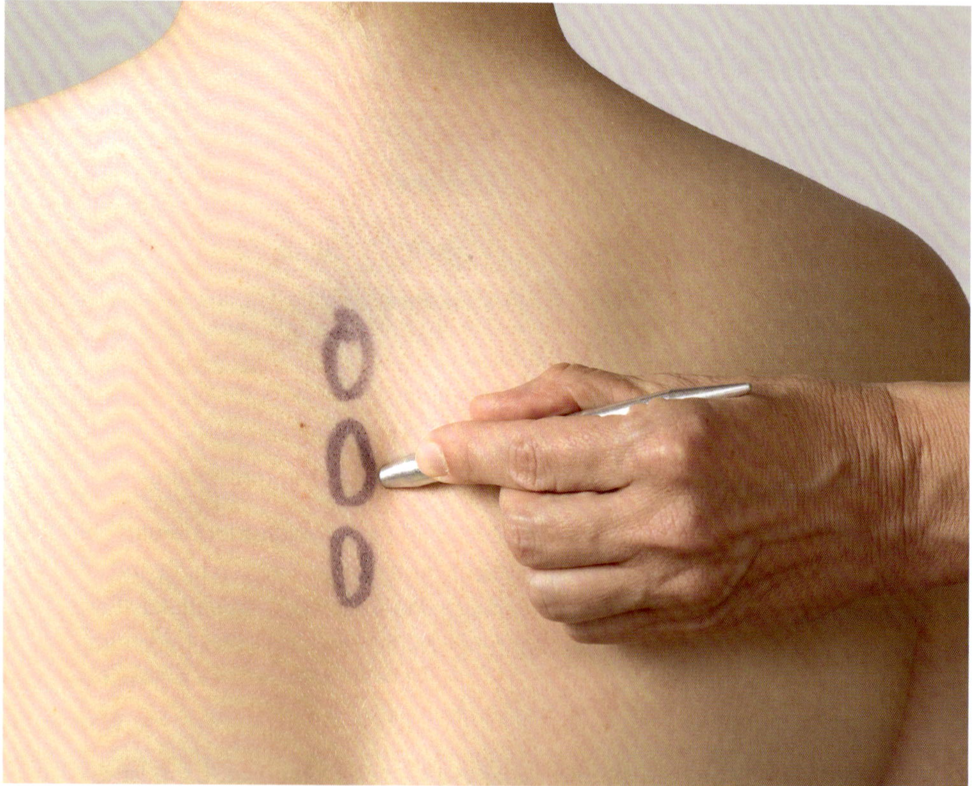

Abbildung 27: Einsatz des Drucktasters an der Dornfortsatzflanke

Tenderpunkte finden am Iliosakralgelenk und am Kreuzbein

Am ISG orientiert man sich ebenso an der Sympathikus-Kartografie: Die Symptomatik in einem bestimmten Körperabschnitt der unteren Extremität gibt vor, auf welcher Höhe das ISG betroffen sein muss. Dazu sollte man, nachdem man die vermutete Quellung mit dem Finger ertastet hat, den Drucktaster einsetzen, um den genauen **Tenderpoint** zu lokalisieren (Druckschmerz).

Bei einer einseitigen Symptomatik sucht man **ipsilateral** im Gelenkspalt, bei einer beidseitigen Symptomatik auf der **Kreuzbeinmitte** mit dem Drucktaster.

Untersuchung des Kopfgelenks (C0 / C1)

Hier sucht man lediglich mit den Fingern den **Querfortsatz des Atlas**, tastet nach Gewebequellungen und befragt den Patienten nach Druckschmerzen. Außerdem testet man die Funktion des Kopfgelenks: Gibt es eine Bewegungseinschränkung in die Extension bei gleichzeitiger Seitneigung (Test: Patient schaut hoch an die Decke und folgt mit den Augen einer gedachten Wolke, die nach hinten verschwindet)? Bei dieser Bewegung testet man, ob C0 / C1 auf der einen Seite öffnen und auf der anderen schließen kann. Manchmal ist der zweite Halswirbel (= Axis) auch blockiert und sollte daher ebenso überprüft werden. Eine C2-Blockierung stellt man durch eine Rotation des Kopfes in der Horizontalen fest. (Test: Patient soll nach einem gedachten Auto schauen, welches vorbeifährt = horizontale Rotation). Ist der zweite Halswirbel blockiert, muss dieser zuerst behandelt werden (z. B. mit Mikropressur an der tastbaren Verhärtung am Hals). Dies, um eine Verfälschung des Ergebnisses der Testung des Kopfgelenkes zu vermeiden. Denn bei der Bewegung im Kopfgelenk rotiert der Axis immer mit.

9.6 Beispielhafter Ablauf einer gesamten Sympathikus-Behandlung

Nach Befragung des Patienten und dem Finden des betreffenden Wirbels (s. o.) macht man zunächst eine **Weichteilbehandlung** des verhärteten Gewebes **um die Blockierung herum.** Dazu nutzen wir in der Sympathikus-Therapie die **Mikropressur**. Wir tasten **sanft** nach Myogelosen oder auch Kapselquellungen, die wir im Zusammenhang mit der Blockierung finden können. Während der Pause von zwei Minuten, in der das Gewebe reagieren kann, kommen wir sofort zum nächsten Schritt:

Suche nach dem zugehörigen Tenderpoints

Die genaue Suche nach dem Tenderpoint, der eine Blockierung begleitet, ist so wichtig (und der Aufwand, ihn zu suchen, lohnt sich!), weil der Punkt, den der Tenderpoint in der Faszie nach oben auf die Haut projiziert, uns zum Großteil die weitere Behandlung (manuelle Therapie) erspart.

Er liegt im **Bereich der BWS** ca. einen Querfinger breit **lateral** des Angulus der dem Wirbel zugehörenden Rippe (entspricht dem Ansatz des M. iliocostalis), also **gut vier Fingerbreit** neben der Dornfortsatzreihe und im Bereich des **ISG** im ipsilateralen Gelenkspalt (bei einseitiger Symptomatik) oder mittig auf dem Kreuzbeinwirbel (bei beidseitiger Symptomatik).

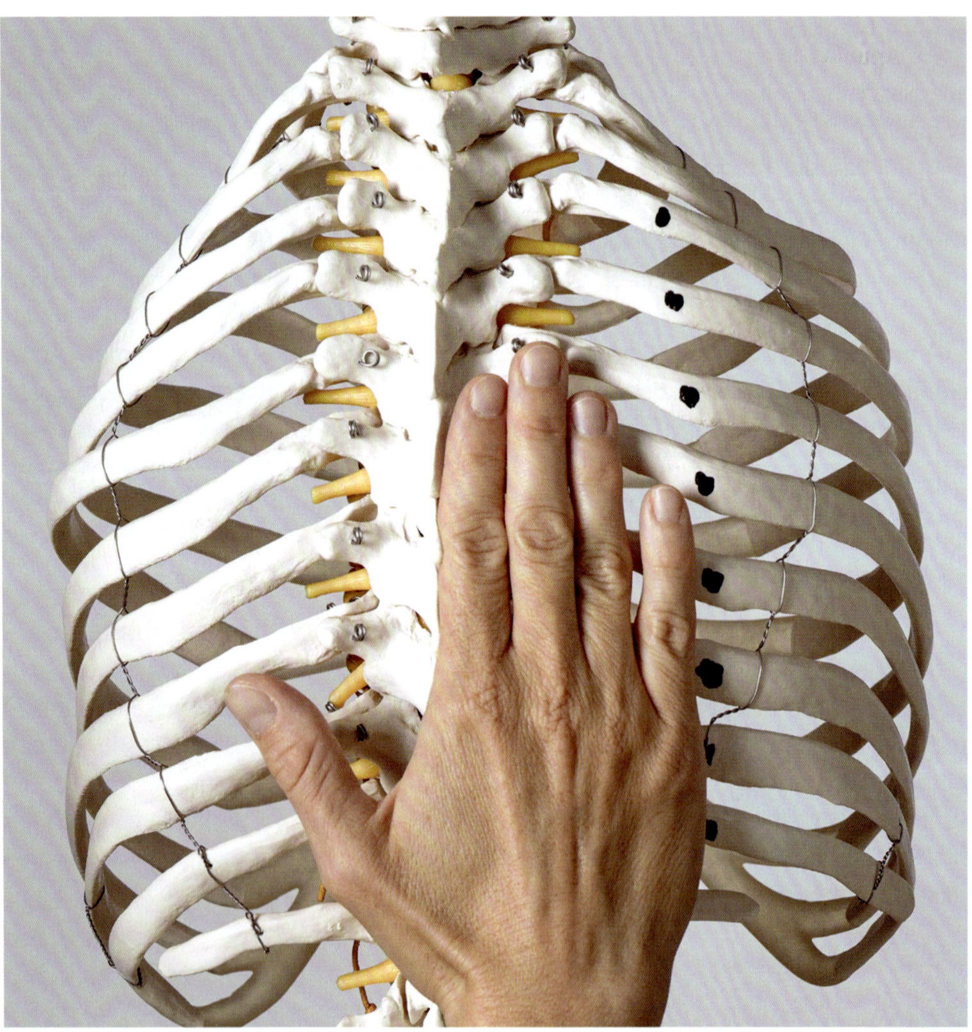

Abbildung 28: Tenderpoints am Angulus der Rippe

Am **Kopfgelenk** ist der Maximalpunkt am **Querfortsatz des Atlas** zu finden.

Der Tenderpunkt wird mittels Drucktasters **millimetergenau** gesucht. Er stellt sich für den Patienten als besonders **druckdolent** oder **„spitz"** im Verhältnis zu anderen Vergleichspunkten in dem Areal dar. Dieser Punkt wird mit einem Filz- oder Gelstift (nach ca. 5–10 Sekunden) leicht markiert. (Dies entspricht bereits der Mikropressur an dem Punkt, den wir damit auch gleich markiert haben.) Nach ca. 2 Minuten, in denen der Patient sich nicht bewegt, wird das Ergebnis der Behandlung überprüft. Hat sich das Symptom in der Peripherie (Beweglichkeit, Schwellung, Schmerz) gebessert, dann kann an den markierten Tenderpunkt ein Akupunkturpflaster geklebt werden.

Weiterhin wichtig: Solange die Dornfortsatzflanke, der Atlasquerfortsatz oder der Tenderpunkt noch druckdolent sind, so lange ist die Ursache des Syndroms, wegen dem der Patient kommt, auch noch nicht vollständig beseitigt!

Ist dies noch nicht eingetreten, so wird wie folgt weitergearbeitet:
a) Die Punktsuche wird nochmals wiederholt oder
b) es schließt sich die manuelle Therapie an.

Unbedingt erforderlich für die Überprüfung des Behandlungserfolgs ist es, dass der Therapeut den Patienten **vor der Behandlung** (status ante) darum bittet beispielsweise bei orthopädischen Beschwerden, eine Bewegung zu machen, die die Schmerzen auslöst oder verstärkt. Bei einer Besserung von mindestens 30 % ist ein Behandlungserfolg anzunehmen.

Nach unseren Erfahrungen sind durchschnittlich **drei bis vier Behandlungen** bis zur vollständigen Beseitigung oder wesentlichen Verbesserung der Beschwerden des Patienten erforderlich. Der Patient sollte dazu dreimal im Abstand von maximal einer Woche einbestellt werden. Dann, nach einer Besserung, zur Kontrolle noch einmal nach drei Monaten.

9.7 Manuelle Therapie

Die manuelle Therapie schließt sich der Tenderpunkt-Behandlung an, wenn die Blockierung damit noch nicht vollständig gelöst werden konnte.

An der BWS-Schaukeltechnik

Der Therapeut (Th.) stellt sich immer auf die Seite des Patienten, auf der dieser seine Symptomatik angibt. Denn aus dem MvvK ergibt sich, dass **nur auf dieser Seite** der Grenzstrang bedrängt sein kann. Denn zu dieser Seite ist der Dornfortsatz des Wirbels gedreht, der die Symptomatik auslöst. Der Wirbel soll nun wieder in die Gegenrichtung mobilisiert werden und damit wieder in die **orthograde Position** gebracht werden. Der Th. steht im Ausfallschritt, wobei das kraniale Bein, also welches zum Kopf des Patienten zeigt, gestreckt nach hinten gestellt wird. Das andere Bein ist mit dem Knie an der Bank angelehnt und bietet ein sicheres Widerlager. Die Bank ist so weit nach unten gefahren, dass der Th. den Arm mit der Behandlungshand (Fixationshand) durchstrecken kann. Nun wird der Daumen mit Schnabelgriff (d. h. Daumen wird am Endgelenk durch den gekrümmten Zeigefinger abgestützt) an dem zu behandelnden Dornfortsatz angelegt. Der Th. dreht dabei die Hand in **Pronation** und **„schraubt"** sich so mit dem Daumen fest in die Tiefe des Gewebes senkrecht an die Flanke des Dornfortsatzes. Hier verharrt er – jedoch ohne Druck – fest **wie eine Wand**. Die kaudale Hand des Th. hakt sich nun am besten an einer Gürtelschnalle des Patienten ein und bringt das Becken in eine harmonische Schwingung. Dabei ist es wichtig, dass das Becken passiv **wie ein Schwungrad hin und her geschaukelt** wird, damit die Bewegung bis zu dem Wirbel ankommt, an dem der Daumen des Th. fixierend anliegt. Das ist mit dieser Technik bis zum Wirbel von TH1 möglich.

Die Schaukeltechnik an der BWS hat sich als besonders effizient erwiesen, das kleine Wirbelgelenk zu lockern. Es ist möglich, sie bei einseitigen sowie bei beidseitigen Störungen anzuwenden.

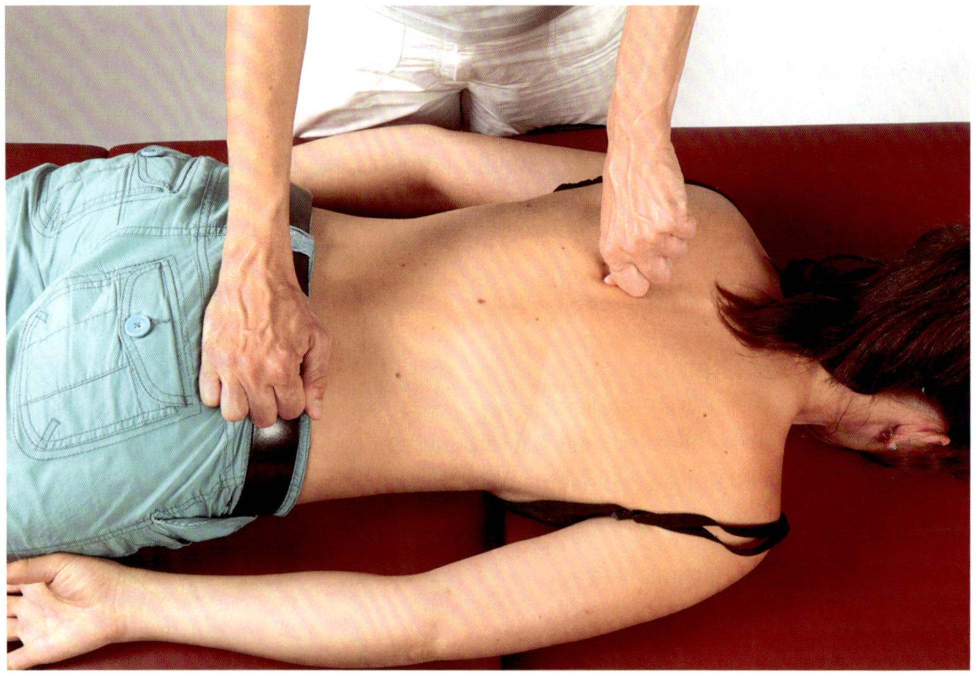

Abbildung 29: Mobilisation in Bauchlage

Yoga-Rad

Die oben angewandte Methode in Bauchlage befreit den Wirbel zu vielleicht 80 % aus seiner Blockierung. Der Blockierungsrest führt dann häufig zu einem Rezidiv. Es hat sich herausgestellt, dass die Therapie erfolgreicher ist, wenn die Facetten des Wirbelgelenks sich einmal kurz voneinander entfernen, wie es beim Impulsverfahren der Chirotherapie erreicht wird. Danach ist der Wirbel in allen Bewegungsrichtungen völlig frei.

Dennoch kommt es auch hier zu Rezidiven, da die umgebenden Band- und Muskelstrukturen noch in der alten Position verharren (Resilienz) und den Wirbel rasch wieder in die Blockierung ziehen. Diese Erfahrungen hatten zur Entdeckung der **Akuperm**-Methode geführt, die ein extrem wichtiger Anteil der Sympathikus-Therapie geworden ist. Nur durch diese Kombination können wir derart erfolgreich sein, so dass wir mit nur 3–4 Behandlungen sympathogene chronische lokal begrenzte Erkrankungen – wie oben erwähnt – heilen oder zumindest deutlich bessern können.

Allerdings darf ein Physiotherapeut (in Deutschland) das Gelenk nicht mit der Impulstechnik befreien. Dafür haben wir aber eine Lösung gefunden:

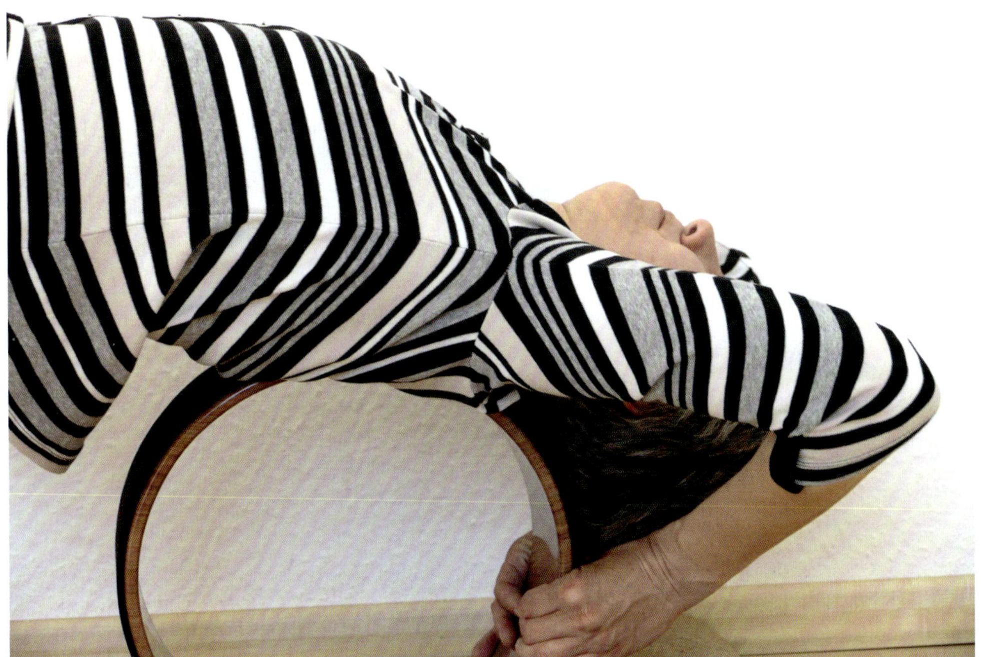

Abbildung 30: Mobilisation der BWS mittels Yogarad

Das aus dem modernen Yoga kommende Yoga-Rad ist ein sehr stabiler Plastikreif von 33 cm Durchmesser und 12 cm Breite. Auch hier ist – wie bei allen Hilfsmitteln der Sympathikus-Therapie – der Kostenfaktor gering. Das Yoga-Rad dient hier primär der Eigenbehandlung durch den Patienten. Er möge sich daheim morgens und abends nur 20 Sekunden mit angehobenem Gesäß und über den Kopf gestreckten Armen mit dem Rücken über das Rad legen. Nur die BWS darf Kontakt mit dem Rad haben, die LWS ist tabu. Wie es genau gemacht wird kann man sich auf youtube ansehen.

Bei einer Faszienrolle hingegen kommt nicht ausreichend Gewicht auf die BWS. Weiterhin passt die Faszienrolle nicht zwischen die Schulterblätter und ist deswegen nicht so effektiv.

In der therapeutischen Praxis kann das Yoga-Rad genutzt werden, indem das Rad vom Therapeuten an die Wand **auf die Höhe der Blockierung** des Patienten gehalten wird. Der Patient lehnt sich dann mit nach oben gestreckten Armen mit dem Rücken gegen das Yoga-Rad und der Therapeut drückt ihn an den Oberarmen über dieses **Hypomochleon**. Das ist auch bei einem sitzenden Patienten möglich.

Diese Behandlung ist als Modellvorstellung auch wichtig für die nächste Technik, den „Doppelten Nelson".

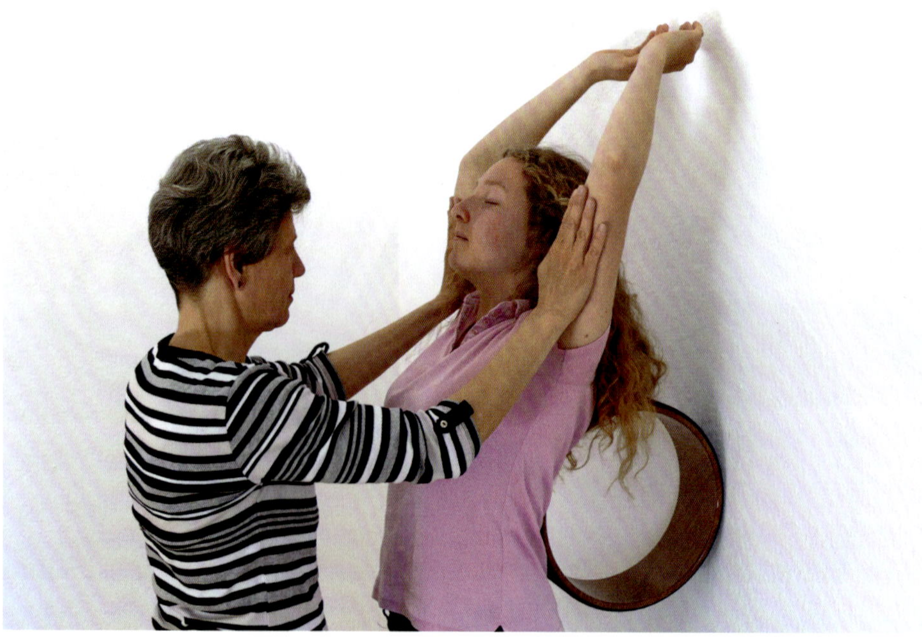

Abbildung 31: Mobilisation auch im Stand gut möglich

Doppel-Nelson (modifiziert)

Wir haben den „Doppel-Nelson" für die Physiotherapeuten angepasst, da die Physiotherapeuten (in Deutschland) nicht manipulieren dürfen. Heilpraktiker, mit manualtherapeutischer Fortbildung, dürfen manipulieren. (Achtung: auf die Kontraindikationen Osteoporose und Krebs in der Anamnese achten!)

Der Therapeut steht so hinter dem Patienten, dass er sich diesen auf die Brust ziehen kann. Dazu **modelliert** sich der Th. mit seinem M. pectoralis auf die zu behandelnde Seite an der BWS des Pat. ein. Wichtig ist ein **enger Kontakt**. Man kann den doppelten Nelson im Stand ausführen, dabei lehnt sich der Pat. an den Th. an (lässt sich gegen ihn fallen), oder man lässt den Pat. auf die Behandlungsbank setzen und fährt diese in die entsprechende Position. Wichtig ist, dass der zu deblockierende Abschnitt direkt **auf dem Brustmuskel** des Th. zu liegen kommt. Der Pat. soll nun einen **„Katzenbuckel"** machen, indem er sich rund macht und die **Ellenbogen vorn zusammenführt** und sich gegen den Therapeuten ganz „schlaff" zurücklehnen, als wenn er sich mit dem Oberkörper und vorgestreckten steifen Beinen gegen eine Wand lehnen würde. Wenn der Pat. nun so „eingeigelt" auf dem M. pectoralis des Th. „hängt" **(Traktion)**, wird der Pat. aufgefordert tief einzuatmen (der Th. atmet auch ein), und dann atmet der Pat. wieder aus (sinkt dabei ab). Der Th. **hält die Luft an** (und damit bleibt er oben). Am Ende der Ausatmung des Pat. rollt der Th. ihn leicht über das **„Hypomochlion"** seines Brustmuskels. Wichtig ist dabei, dass er nicht zurückweicht, sondern mit dem **Oberkörper fest** bleibt. Sonst „verpufft" der vom Hypomochlion bewirkte Druck. Dabei öffnet der Th. am besten seine Hände (die Handflächen weisen dabei nach vorne) und extendiert die in den Achseln des Pat. ruhenden Handgelenke. Damit wird vermieden, dass er den Pat. hochzieht und ihn in den Schultergelenken schmerzhaft nach hinten zieht. So wird das **Rollen** über die Brust eindeutig ausgeführt.

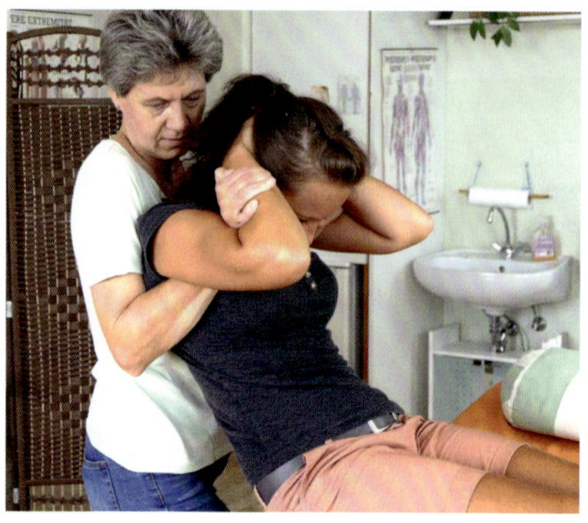
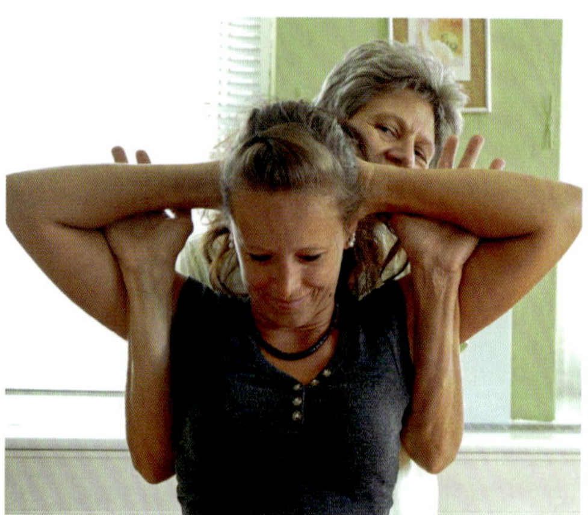

Abbildung 32 und 33: Doppel-Nelson

Eine Blockierung mit Irritation des Grenzstrangs kann in der **mittleren BWS** zu folgenden Syndromen führen:

- Schulter-Arm-Schmerzen (TH4/5)
- Schmerzen im Acromioclaviculargelenk, ACG (TH6)
- Herzrhythmusstörungen in Ruhe (TH4 li)
- Gallengangsdyskinesie (TH4 re)
- Sodbrennen (TH6 re)
- Magenschmerzen ohne Befund (TH6 re)
- Reizdarm (TH8 re)

Die **Richtungsangaben** re / li beziehen sich auf die **Richtung des Dornfortsatzes**. Er ist immer **ipsilateral** zu der Symptomatik.

Mobilisation des cervicothorakalen Übergangs (CTÜ)
Technik in Bauchlage bis TH1 möglich (Abb. 29)
Bei einer Blockierung an der oberen BWS kann die Mobilisation, wie auch die oben beschriebene Schaukeltechnik in Bauchlage, bis TH1 erfolgen.

Wenn die **Symptomatik beidseitig** ist (z. B. beide Hände gleichermaßen betroffen), bedeutet dies, dass **beide Wirbelgelenke in Flexion** blockiert sind und zugehörige Rippenköpfe den Grenzstrang irritieren. Man kann in diesem Fall die Schaukeltechnik, wie bereits oben erwähnt, von beiden Seiten am Dornfortsatz anwenden, um beide kleinen Wirbelgelenke zu lockern. Abschließend empfiehlt es sich auch hier den Doppelten Nelson / das Yogarad anzuwenden.

Doppelter Nelson für den CTÜ (modifiziert)
Das geht am besten im Sitzen: Der Pat. sollte dazu **höher** sitzen als der Th. Man fährt sich dazu die Behandlungsbank mit dem sitzenden Pat. entsprechend hoch, oder man

setzt sich hinter ihn auf einen Stuhl. Wichtig ist es, den Pat. dann **fast horizontal** auf der Therapeutenbrust abzulegen, um die richtige Höhe, also den CTÜ, zu erreichen.

Eine Blockierung im CTÜ (von TH1–TH3) kann folgende Störungen hervorrufen:

- Heberden-Arthrose (Arthrose der Fingerendgelenke)
- Rhizartralgie (Daumensattelgelenk gereizt)
- Karpaltunnelsyndrom (CTS)
- Parästhesien in den Händen
- lokale Ekzeme an den Händen
- schnellender Finger (Tendovaginitis stenosans)
- chronische Sehnenscheidenentzündung
- Epicondylitis
- Reizhusten im Liegen

Patientenbeispiele dazu finden Sie im Kapitel 10.
Die genaue Höhe der die Symptomatik auslösenden Wirbel finden Sie in der Gesamtkartografie (Abb. 20).

Therapie des Iliosakralgelenks (ISG)

Das Iliosakralgelenk ist in seiner Funktion immer von **beiden Seiten** zu betrachten. Das bedeutet, dass sich die Blockade der einen Seite immer auch auf die andere auswirkt. Eine Blockierung ist hier die Einschränkung einer **Scherbewegung** zwischen dem Os sakrum und dem Os ilium. Sakrum und Ilium bewegen sich anatmonisch genau **gegensinnig**, soweit es der Bandapparat zulässt. Erst dann folgt der eine Gelenkteil der Bewegung des anderen.

Beim bekannten **Vorlauftest** testet man beispielsweise die Bewegung vom Sakrum aus, beim Rücklauftest die Bewegung vom Ilium aus.
Das Ilium kann aber auch gegenüber dem Sakrum in vertikaler oder horizontaler Richtung verschoben sein. Meistens (in ca. 90 % der Fälle!) ist aber das **rechte Ilium nach dorsal gedreht blockiert** und das linke infolgedessen nach ventral. Man nennt dies **Verwindung**. Das beschreibt auch am besten die gegenseitige Wirkung von einer Seite auf die andere. Dabei gibt es immer eine **dominant blockierte Seite**. Diese ist, wie oben bereits angemerkt, überwiegend die rechte (Ilium nach posterior).

Da in vielleicht einem Drittel der Fälle das Syndrom nicht auf derselben Seite wie das dominant blockierte ISG angegeben wird (Beispiel: Achillodynie links – Vorlauf rechts), ist diese Untersuchung eigentlich auch zu vernachlässigen. Es bringt nichts, wenn wir nur das dominant blockierte ISG deblockieren. Zumal das unbehandelte gegenseitige ISG dann auch gerne in seiner bisherigen Position verbleibt und das dominant blockierte nach der Behandlung wieder in die vorherige Blockadeposition zurückstellt.

Egal, zu welchem Ergebnis wir kommen, die Achillodynie z. B.hat eine **Ursache für ihre Chronizität und Therapieresistenz: die Reizung des Grenzstrangs durch eine dauerhafte Blockierung im ISG!** Mit diesem sicheren Wissen durch das MvvK brauchen wir keine weitere Diagnostik und können sofort das ISG auf beiden Seiten behandeln.

Das Vorgehen reduziert sich dabei auf zwei Punkte: wer einen guten Tastsinn besitzt und die Referenzpunkte am Becken sicher findet (S1-S5), der kann sich an der Kartografie nach Heesch sehr gut orientieren. Dazu sucht man auf der Seite der Symptomatik den entsprechenden Tenderpunkt mit dem Drucktaster. Hier wird das erste Akupunkturpflaster gesetzt. Auf der Gegenseite setzt man dann ein zweites Pflaster medial der Spina iliaca sup.

Wer nicht ganz so tasterfahren ist, kann sich aber die Spina iliaca sup. auf beiden Seiten suchen und davon medial auf jeder Seite ein Pflaster setzen.

Durch die genaue Applikation der Pflaster an die blockierungsbedingten Verhärtungen löst sich die Spannung auf beiden Seiten des blockierten ISG sehr gut. Daher ist meistens keine weitere manuelle Therapie erforderlich.

Unserem Vorgehen steht jedoch möglicherweise die Irritation des Patienten entgegen, der sehr verwundert ist, dass wir uns um sein eigentliches Leid scheinbar nicht kümmern. Das tun wir deswegen nicht, weil wir ja **nicht das Symptom**, sondern die **Ursache der Chronizität** behandeln.

Wir können ihn jedoch überzeugen, dass seine Achillodynie etwas mit dem Beckengelenk zu tun hat: Erkennen kann er die Beckenverwringung dann, wenn wir sie ihm mit dem Test nach Derbolowsky zeigen. **Nur dafür ist diese Untersuchung wichtig.** Für den Therapeuten hat der Test keine Relevanz, da es für ihn im Prinzip ja egal ist, welches ISG dominant blockiert ist. Denn erstens ist das Syndrom ja zu rund 30 % auf der anderen Seite und wir haben im Sinne der Nachhaltigkeit beide ISG zu mobilisieren.

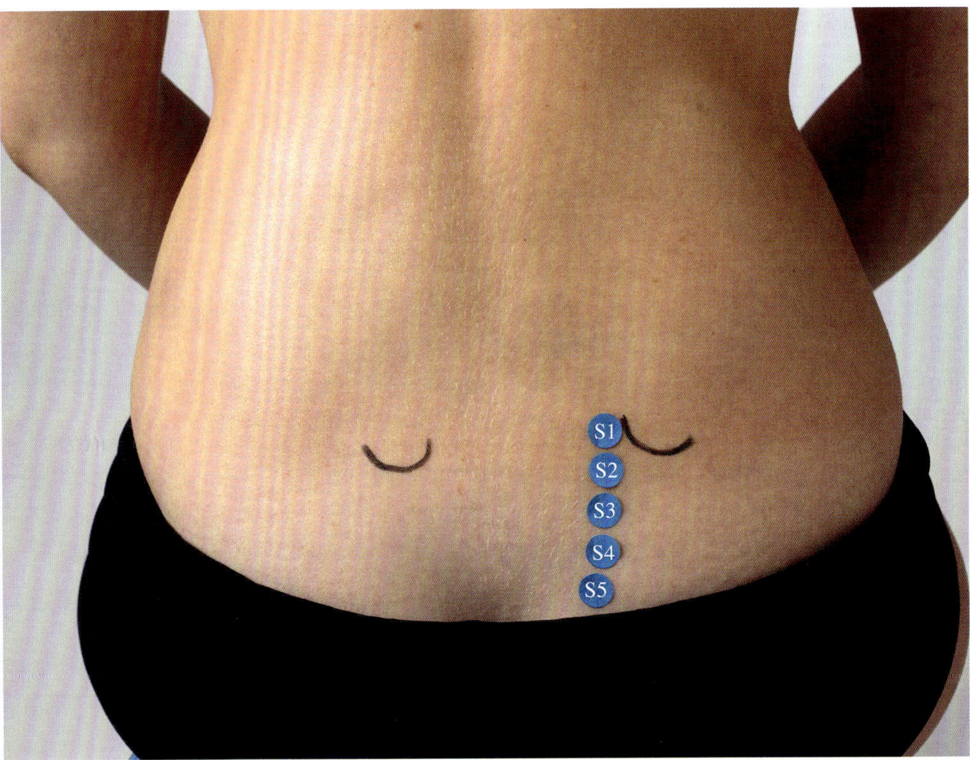

Abbildung 34: Tenderpunkte im Bereich des Beckens

Der Test geht wie folgt: Dazu werden die vorher mit einer Markierung (Innenseite) versehenen Knöchel des auf dem Rücken liegenden Patienten mit beiden Händen umschlossen. Die Beine werden um 20 Grad angehoben und der Behandler lehnt sich etwas zurück, um einen Zug aufzubauen. Der Patient wird gebeten, sich dreimal aufzurichten und sich zweimal wieder hinzulegen. Der Behandler legt die Beine nach dem Hinlegen und beim letzten Mal (Patient mit dem Oberkörper aufgerichtet) unter weiterhin durchgehaltenem Zug (!) ab. Der Zug ist wichtig, damit der Patient allein über das Sitzbein nach oben kommt und keine Korrekturbewegungen mit Hilfe der Beine durchführen kann. Dieser Test entspricht im Prinzip genau dem Vorlauftest, nur von vorne betrachtet.

Das Bein der dominanten Blockierung des ISG ist dann etwas kürzer, weil der Patient jetzt durch vorzeitige Mitnahme des am Sacrum „klebenden" Iliums schräg sitzt. Diese **scheinbare** Verkürzung kann der Patient nun an der nach oben gerutschten Markierung oder dem Daumen des Behandlers auf der Innenseite des Unterschenkels erkennen.

Ist keine variable Beinlänge nachweisbar, schließt das eine Beckenblockierung nicht aus. Es sagt nur, dass unsere Diagnostik nicht fein genug war, weil das ISG vielleicht nicht sehr massiv blockiert ist. Behandelt wird das ISG aber trotzdem – und immer auf beiden Seiten.

Durch die von den Akupunkturpflastern **entspannten Faszien** kommt es sehr leicht zu Spontandeblockierungen. Letztere können gefördert werden durch das vom Patienten mehrfach daheim durchzuführende sogenannte „**Dotzen**“. Dabei muss er sich – an der Wand festhaltend – in aufrechter Körperhaltung – ohne Schuhe – mit gestrecktem Knie – jeweils fünfmal mit dem gesamten Körpergewicht abwechselnd auf die linke und rechte Ferse fallen lassen. Das entspricht der Impulstechnik der Chirotherapie im Rückwärtsgang (!), wird aber vom Patienten selber durchgeführt. (Diese Übung wird dann gemacht, wenn das ISG allein durch das Pflaster-Setzen und die Bewegungen des Patienten nicht frei wird. Auch sollte sie schmerzfrei durchzuführen sein!)

Mit der Behandlung des ISG kann man bei lokalen chronischen Syndromen der unteren Extremität gut helfen, soweit diese der Sympathikus-Therapie entsprechen: also **lokal** begrenzt sind, sich **in körperlicher Ruhe verschlechtern** und **unklarer Genese** sind.

Eine Blockierung im ISG kann folgende Störungen an der unteren Extremität auslösen:
- Schmerzen in den Beckengelenken
- seitlicher Hüftschmerz (am Trochanter)
- unklare Knieschmerzen
- Wadenkrämpfe nachts
- Restless-Legs-SyndromAchillodynie
- Fersenschmerzen, Fersensporn
- Pustolosis plantaris
- lokales chronisches Ekzem
- beidseitige Parästhesien der Füße, die nicht diabetogen sind

Fallbeispiele finden Sie im Kapitel 10.

Manuelle Therapie des Kopfgelenks

Nachdem der Th. die eingeschränkte Beweglichkeit festgestellt hat, stellt er sich seitlich hinter den Patienten auf die Seite der freien Beweglichkeit. Der Th. hält den Kopf des Patienten mit einer Hand am Hinterhaupt, mit der anderen am Kinn und dreht den Kopf vorsichtig in die freie Richtung (Rotation hin zu sich, Seitneigung auf der Gegenseite mit Extension). Dabei öffnet sich das obere Kopfgelenk auf der Seite des Therapeuten, auf der anderen Seite schließt es sich. Der Kopf des Patienten ist **nur leicht**, in diese Richtung eingestellt, etwa 2/3 des möglichen Bewegungsausmaßes. Dann wird des Kopf in dieser Einstellung bewegt, ähnlich wie das Rollen eines Knödels (daher „knödeln“). Dabei dreht man das Kinn des Patienten zu sich hin (Öffnen auf dieser Seite), so dass sein Ohr zum Therapeuten zeigt und auf der Gegenseite wird gleichzeitig eingetaucht (Schließen der Gegenseite). Das wird in einer kleinen Bewegung etwa 20x gemacht.

Danach stellt sich der Th. auf die Gegenseite und behandelt die zuvor eingeschränkte Seite mit entsprechend ca. 7x so. Man nennt diese Technik **Funktional Indirekte Technik.**

Damit ist es möglich das Kopfgelenk schonend und ungefährlich zu lösen.

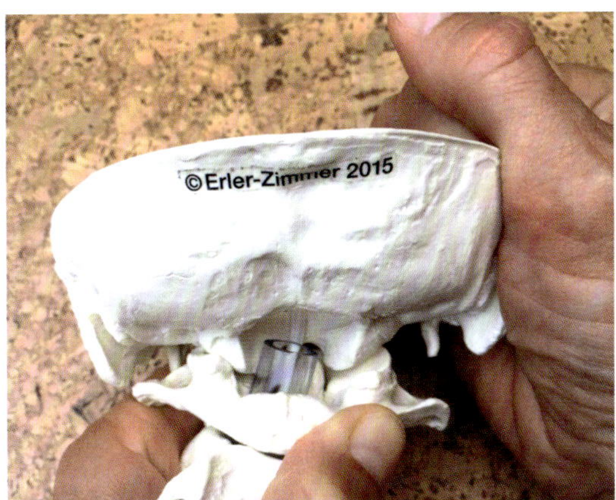

Abbildung 35: Öffnen und Schließen des oberen Kopfgelenkes

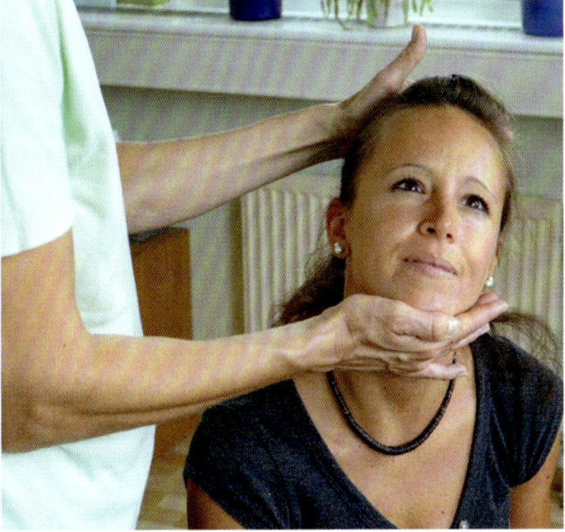

Abbildung 36: Mobilisation des Kopfgelenkes

Bei einer chronischen Blockierung im Kopfgelenk mit Grenzstrangirritation können sich folgende Syndrome zeigen:

- Kopfschmerzen
- Migräne
- Horton-Neuralgie
- trockenes Auge (einseitig)
- Tinnitus
- Sehstörungen
- Schwindel
- idiopathische Fazialisparese
- Zoster im Gesicht
- atypischer Gesichtsschmerz, Horton Neuralgie/Cluster Kopfschmerzen

Achtung: Gerade bei Syndromen im Kopfbereich ist eine ärztliche Abklärung anderer Ursachen wichtig!

Fallbeispiele finden Sie im nachfolgenden Kapitel 10.

9.8 Abrechnungsmöglichkeiten der Sympathikus-Therapie

Die Abrechnung der Behandlung ist je nach Berufsgruppe unterschiedlich möglich:

Physiotherapie-Kassenpraxis
Hier stellt sich das Problem, dass die Sympathikus-Therapie **keine Kassenleistung** ist. Der Therapeut müsste diese Therapie dem Patienten **privat** in Rechnung stellen. Hat er eine **ärztliche Diagnose** vorliegen, auf deren Grundlage er tätig werden kann (z. B. Achillodynie), so kann der Therapeut mit dem Patienten kommunizieren, warum er diese **Zusatzleistung** geltend macht und weshalb es sinnvoll ist. Hat der Therapeut keine Diagnose vorliegen, dann kann er den Patienten bitten, sich für seine Behandlung ein **Privatrezept vom Arzt** ausstellen zu lassen. Wichtig wäre dafür eine gute Kommunikation zwischen dem verordnenden Arzt und der physiotherapeutischen Praxis.

Heilpraktiker, allgemeine Heilpraktikererlaubnis (HP)

Als Heilpraktiker gibt es mehrere Möglichkeiten:
Entweder der Patient ist Selbstzahler oder aber er ist privat oder zusatzversichert. Dann kann der Therapeut aus diesen verschiedenen Abrechnungsziffern des Gebührenverzeichnis für Heilpraktiker (GebüH) wählen:
Akupunktur zur Schmerztherapie: Ziffer 21.1, 21.1 (A)
Osteopathie: Ziffer 35.2 und 35.3 (auch andere möglich)
Chiropraktische Behandlung: Ziffer 34.1 und 34.2
Zusätzlich natürlich für die Untersuchung: Ziffer 1, 17.1 (neurologische Untersuchung)
Beratung (z. B. auch für Patientenübungen): je nach Fall Ziffer 5 oder 4

Der Physiotherapeut mit **sektoraler Heilpraktikererlaubnis** wird sich im Rahmen seiner Tätigkeit am einfachsten aus dem Leistungskatalog der gesetzlichen Krankenkassen bedienen, denn ihm stehen nur sehr eingeschränkt Möglichkeiten der Abrechnung im Rahmen des GebüH zur Verfügung.
Möglich wären aus dem GebüH z. B. folgende Ziffern:
Eingehende Untersuchung: Ziffer 1
Beratung: Ziffern 4–6
Neurologische Untersuchung: Ziffer 17.1
Des Weiteren natürlich alle Ziffern im Rahmen einer physiotherapeutischen Behandlung.

Hinweis zu **analoger Abrechnung:**
Leistungen, die nicht im GebüH enthalten sind, können entsprechend einer **ähnlichen** Leistung im GebüH berechnet werden. Eine verständliche Beschreibung dieser Leistung kann erforderlich sein. Die Kennzeichnung der analogen Leistung mit einem (A) zur entsprechenden Ziffer ist möglich (Kämper, S., 2010).

Medizin ist die Verknüpfung des Wissens um das Sichtbare mit dem Wissen um das Unsichtbare.

Paul Unschuld in „Was ist Medizin?"

10. Fallbeispiele

In diesem Kapitel möchten wir zu den verschiedenen Etagen (Kopfgelenk, obere und mittlere Brustwirbelsäule sowie ISG) der Grenzstrangirritation Fallbeispiele aus der Praxis anführen. Wir haben für jedes Krankheitsbild folgende Einteilung vorgenommen:

A: Anamnese
B: Befund
T: Therapie
E: Ergebnis / Beurteilung
K: Kommentar

10.1 Fallbeispiele für den Bereich des Kopfgelenks (Kopfbereich)

Trockenes Auge (1)

A: 32-jähriger Mann, seit 8 Monaten besonders morgens trockenes Auge rechts.
B: Es bestand die erwartete Blockierung des 1. Halswirbels.
T: Nach einmaliger Sympathikus-Therapie von C1 keine Beschwerden seitens des Auges mehr.

Trockenes Auge (2)

A: Eine Teilnehmerin in einem Sympathikus-Seminar litt seit Jahren an einer Trockenheit ihres rechten Auges. Sie berichtete, dass sie regelmäßig tagsüber mehrmals Augentropfen (Hyaluron) zur Befeuchtung ihres Auges brauche. Selbst nachts habe sie manchmal tropfen müssen.
B: Einschränkung im Bereich des Kopfgelenkes.
T: Behandlung des Kopfgelenkes.
E: die Teilnehmerin berichtete nach dem Kurswochenende in einer E-Mail, dass das Auge nach der Behandlung plötzlich angefangen habe zu tränen, was schon lange nicht mehr passiert sei. Nun sei der Zustand insgesamt um 80 % besser als vor der Behandlung.

Trigeminusneuralgie nach Herpes

A: 42-Jährige, bei der nach einem Herpes auf der linken Wange regelmäßig eine Trigeminusneuralgie entstand, wenn sie die Effloreszenz nicht rechtzeitig mit Aciclovir-Salbe behandelte.

B, T: Wie bei allen Syndromen des Kopfes wurde nach einer C0 / C1-Blockierung gesucht und auch gefunden. Nach erfolgreicher Sympathikus-Therapie und zusätzlicher Behandlung einer Beckenverwringung trat seit 4 Jahren kein Herpes mehr auf.

Heiserkeit (und Störfeldgeschehen)

A: 73-Jährige kommt mit Heiserkeit und Schmerzen im Bereich des Kehlkopfes links, die sie bereits schon nach einer 5-minütigen Unterhaltung verspürt.

B: Blockierung des Kopfgelenks links.

T: Nach dreimaliger Sympathikus-Therapie von C0 / C1 laut VAS (Visueller Analog-Skala) eine Verbesserung um 85 %. Nach 3 Monaten wieder Verschlechterung der Situation. Zu einer erneuten Behandlung kam es jedoch nicht, da die Patientin sich wegen einer chronischen Cholezystitis die Gallenblase entfernen lassen musste. Seither keine Beschwerden mehr beim Sprechen.

K: Dies ist ein eindeutiges Beispiel für die Wirkung einer chronischen Entzündung als Störfeld.

Clusterkopfschmerz (1)

A: Bevor das MvvK bestand, beklagte ein Patient das Auftreten eines Clusterkopfschmerzes immer am Wochenende. Dann schlief er um Stunden länger als an Werktagen, an denen er täglich um 5 Uhr aufstand. Oft wachte er wegen der rasenden Schmerzen hinter dem linken Auge auf.

T: Nach dem Rat, sich den Wecker auch am Wochenende auf 5 Uhr zu stellen, aufzustehen, für fünf Minuten herumzulaufen und dann wieder ins Bett zu gehen, hatte er nie wieder einen Anfall.

K: Hieran ist deutlich zu erkennen, wie wichtig nicht nur die Intensität, sondern die Dauer der Sympathikus-Irritation für den Ausbruch eines Syndroms ist. Diese Behandlung fand Jahre vor der Entdeckung der SYT statt.

Clusterkopfschmerz (2)

Bei drei unterschiedlichen Patienten mit Clusterkopfschmerz links, war immer auch eine Blockierung des linken Kopfgelenks feststellbar. Nach der Sympathikus-Therapie von C1 links in wöchentlichen und dann vierteljährlichen Abständen, sowie einer Behandlung der Gesamtstatik, trat nie wieder eine Attacke auf.

Knacken im Ohr

A: 27-jährige Patientin störte ein Knacken im linken Ohr, das immer beim Joggen auftrat.
B: Es war eine Blockierung des Kopfgelenks links palpabel.
T: Manuelle Therapie des Kopfgelenks.
E: Schon nach einer Behandlung konnte die Patientin wieder „knackfrei" laufen.
K: Teilweise ist auch bei Symptomen in Bewegung eine Sympathikus-Therapie sinnvoll. Eine Probebehandlung bringt dann meist Klarheit.

Zahnschmerzen

A: 68-Jährige klagte über dauerhafte Schmerzen nur im Bereich der Schneidezähne. Der Zahnarzt konnte keine Ursache feststellen.
B: Blockierung der Kopfgelenke, rechts dominant.
T: Deblockierung beider Kopfgelenke.
E: Schon nach einer Behandlung waren die Schmerzen nicht mehr zu spüren.
K: Da auch hier bei dem lokal begrenzten Geschehen keine somatische Ursache gefunden werden konnte, lag eine sympathogene Ursache nahe, was durch die erfolgreiche Behandlung bewiesen wurde.

Probleme beim Turnen

A: 8-jährige Turnerin klagte über trockene Lippen und Kopfschmerzen, die immer beim Laufen auf den Händen entstanden.
B: Beidseitige Blockierung der Kopfgelenke.
T: Deblockierung der Kopfgelenke.
E: Schon nach einer Behandlung waren die Lippen nach einer Woche nicht mehr trocken und auch die Kopfschmerzen traten nicht mehr auf.

Herpes

A: 10 Tage vor Beginn der Menses trat bei einer jungen Patientin immer Herpes am linken Nasenflügel auf.
B: Blockierung des Kopfgelenks links.
T, E: Nach Deblockierung des Gelenks trat der Herpes nicht mehr auf.
K: Obwohl man annehmen muss, dass der Herpes durch eine Hormonschwankung entstand, war wegen der fixierten Lokalisation ein sympathogener Anteil bei der Entstehung der Erkrankung anzunehmen. Nach Wegnahme dieses einen pathogenen Faktors wurde die Krankheitsausbruchschwelle nicht mehr überschritten.

Tinnitus

A: 22-jähriger Mann kam in die Praxis mit einem gleich lauten Tinnitus beidseits seit 4 Monaten.

B: Blockierung der Kopfgelenke.

T, E: Für zwei Sitzungen nur vorsichtige Mobilisierung und Applikation einer Dauernadel an die Querfortsätze von C1 beidseits. Dadurch war keine Besserung zu erreichen. Bei der dritten Behandlung Durchführung einer Manipulation mit endgültiger Lösung der Blockierung. Bei der Wiedervorstellung nach 1 Woche war das störende Ohrgeräusch um 80 % gemindert.

Grüner Star

A: 61-jährige Patientin kam wegen einer seit 34 Jahren bestehenden Migräne. Moderne Migränemittel halfen zwar, wurden von ihr jedoch sehr schlecht vertragen. Im Verlauf der Behandlung berichtet sie auch von einem grünen Star mit Augendruck rechts/links von 20 / 19.

B: Blockierung von C0 / C1 beidseits, rechts dominant. Weiterhin Blockierung des ISG.

T: Über zwei Monate wöchentliche manuelle Therapie von ISG und der Kopfgelenke mit Applikation eines Akupunkturpflasters auf die Querfortsätze von C1 beidseits.

E: Direkt nach Beendigung der Therapie hatte die Patientin für einen Monat keine Migräne mehr und der Augeninnendruck war auf rechts / links 14 / 13 gesunken. Bei der Nachfrage 4 Jahre später war nur noch von sehr sporadischen Migräneanfällen zu berichten und der Augeninnendruck war wieder auf 18 / 14 angestiegen.

K: Es ist zu fragen, ob nicht auch beim grünen Star generell nach einer Kopfgelenksblockierung gesucht und diese dann behandelt werden sollte. Nach Beschreibung dieses Falls haben andere Therapeuten diese Zusammenhänge untersucht und konnten auch vereinzelt über positive Wirkung auf den Augeninnendruck berichten.

Quadrantensyndrom und „Hörsturz"

Das Quadrantensyndrom ist ein selten gebrauchter Begriff. Er kommt aus der Neuraltherapie. Man bezeichnet damit die Lokalisation unterschiedlicher Symptome in einem Viertel des Körpers.

Mit neuraltherapeutischen Interventionen an das gleichseitige Ganglion stellatum (auf Höhe der ersten Rippe) ist diesem ungewöhnlichen Syndrom lindernd oder auch heilend beizukommen. Dazu folgender Fallbericht:

A: 54-jährige Frau kam wegen ihres 3. „Hörsturzes" seit 10 Jahren in die Praxis. Beschrieben wurde dieser von ihr jedoch nicht als Minderung der Hörfähigkeit, sondern als dumpfer Druck auf dem linken Ohr, der sich immer **nachts** explosionsartig extrem verstärkte. Tagsüber war das Ohr fast ohne Beschwerden. Weiterhin gab die Patientin Parästhesien in beiden Händen an, die sich auch **nachts** verschlechterten.

B: Blockierung der 1. Rippe beidseits bei leichtem Rundrücken, sowie des Kopfgelenks links.

T: Deblockierung von C0 / C1, dadurch kaum Linderung. Am nächsten Tag dann Deblockierung der 1. Rippe beidseits. Danach verschwand der Druck auf dem Ohr links für einige Stunden völlig. Nach 1 ½ Stunden Bettruhe, so berichtete die Patientin, wieder Auftreten des Ohrensymptoms, aber von geringerer Intensität.

E: Beim nächsten Termin berichtet die Patientin von einer Besserung der Symptome um 70 % im Vergleich zum Beginn der Behandlung.

K: Bei der Stellatumblockade zeigt sich die Effektivität der Lokalanästhesie am sogenannten „Horner-Syndrom": Pupillenverkleinerung (Miosis), Herabhängen des Oberlids (Ptosis) und ein geringes Zurückweichen des Augapfels (Enophthalmus). Mit der Stellatumblockade wird belegt, dass sympathische Grenzstrangnerven aus dem Thoraxbereich sich auch auf den Kopf auswirken können. So ist es nachvollziehbar, dass eine mechanische Irritation des Sympathikus im Grenzstrang auch weiter kranial vegetative Symptome im Bereich des Kopfes auslösen können.

10.2 Fallbeispiele aus dem Bereich der oberen Brustwirbelsäule

Rhizarthrose

A: 62-jährige Frau mit therapieresistenter Rhizarthrose links seit 2 Jahren trotz Röntgenentzündungsbestrahlung.

B: Starker Druckschmerz in der Tabatière (Speichengrübchen) und Blockierung des 2. Brustwirbelkörpers mit Verschiebung des Dornfortsatzes nach links.

T: Nach dreimaliger Sympathikus-Therapie des blockierten 2. Brustwirbels Besserung der Symptomatik um 80 % innerhalb von 3 Wochen.

Heberden-Arthrose (1)

A: 67-jährige Patientin mit schmerzhaften Auftreibungen der distalen Fingergelenke 2–4 beidseits.

B: Rundrücken, starker Druckschmerz über dem Dornfortsatz von TH1.

T: Sympathikus-Therapie obigen Wirbels und Applikation einer Dauernadel über dem Dornfortsatz. Schon am nächsten Morgen keine Schmerzen mehr in den Fingergelenken. Nach wiederholten Behandlungen und Hanteltraining zum Aufrichten der

Brustwirbelsäule im Verlauf eines halben Jahres Reduktion der Auftreibungen um rund 50 %.

K: Auffällig ist das Auftreten der Heberden-Arthrose bei älteren Frauen mit Rundrücken („Witwenbuckel" oder „Hormonbuckel"). Die dadurch bedingte Kranialisierung der beiden ersten Rippen ist dann vermutlich die Ursache für eine dauerhafte Sympathikus-Irritation.

Heberden-Arthrose (2)

A: 84-jährige schlanke Patientin mit Schmerzen und Bewegungseinschränkungen in den Fingergelenken beidseits, kann keine Feinarbeit mehr machen. Außerdem auch Schulter- und Armschmerzen beidseits.

B: Deutliche Schmerzen und Bewegungseinschränkungen in den Fingergelenken. Starker Druckschmerz über den Dornfortsätzen von TH1, TH3 und TH5.

T: Mikropressur, manuelle Therapie und Dauernadel an TH1, TH3 und TH5.

A: Kontrolle nach 8 Tagen: Keine Entzündungen mehr in den Fingergelenken, aber noch Schmerzen.

T: Nochmals die gleiche Behandlung. 3 Wochen später beschwerdefrei.

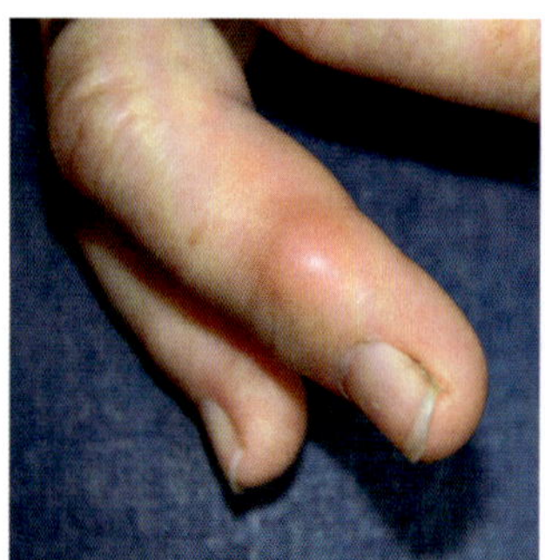

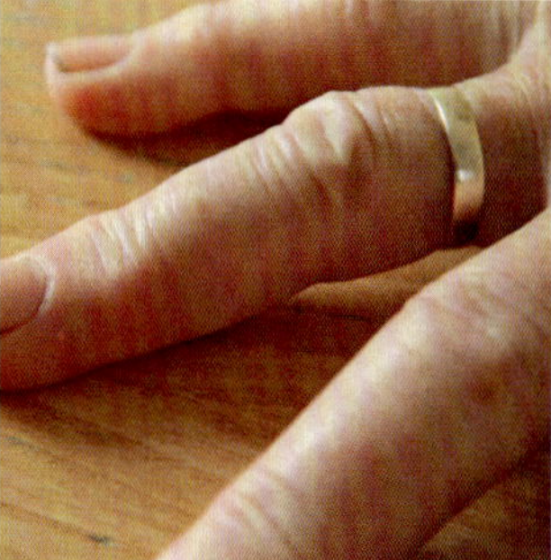

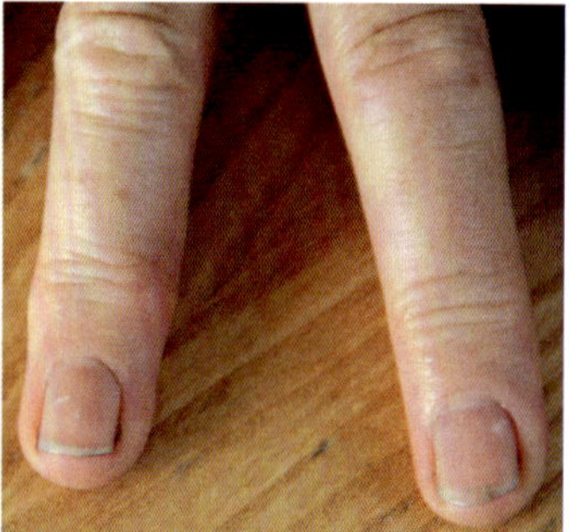

Abbildung 37a, 37b, 37c: Heberden-Arthrose

Karpaltunnelsyndrom

A: Patientin, 50 Jahre alt, kommt wegen eines beginnenden Karpaltunnelsyndroms beidseits. Sie sagt, sie arbeite in der Altenpflege und habe besonders bei viel Stress auf der Arbeit, in der darauffolgenden Nacht die Kribbelparästhesien. Der Neurologe, den sie diesbezüglich zuvor konsultiert habe, habe gemeint, dass die Verengung des Karpalkanals noch nicht ausreichend schlecht sei, um es zu operieren. Sie solle in ca. 2 Jahren wiederkommen, wenn es dann so weit sei …

B: Es fiel die Flexionshaltung in der oberen Brustwirbelsäule bereits beim Sichtbefund auf. Die Wirbel TH1–2 waren blockiert.

T: Mobilisierung des zervikothorakalen Übergangs sowie Akupunkturpflaster auf TH2. Eigenübungen und Hanteltraining zur Aufrichtung der Brustwirbelsäule. Nach drei Behandlungen deutliche Besserung der Symptome.

K: Bei dieser Symptomatik mit einer Flexionsblockierung im CTÜ ist man auf die Kooperation der Patientin angewiesen. Diese muss sich der Ursache ihrer Symptomatik bewusst sein und durch Eigenübungen (Aufrichten der Wirbelsäule durch Stärkung der Haltemuskulatur) die therapeutischen Interventionen unterstützen, damit der Behandlungserfolg nachhaltig bleibt.

Epikondylitis

A: 46-jähriger Krankenpfleger kam wegen einer Epikondylitis rechts. Er gab als Grund an, dass er im Moment bei seinen Patienten sehr viele Kompressionsstrümpfe anzuziehen habe. Warum er die Epikondylitis aber nur rechts hatte, konnte er sich nicht erklären.

B: Druckdolenter Punkt am Ansatz der Extensoren rechtsseitig war deutlich auszulösen (auch Bewegung in Extension gegen Widerstand). Außerdem war eine Blockierung des 3. Brustwirbels rechts vorhanden.

T: Tenderpunkt auf dem Angulus der 3. Rippe rechts mikropressiert. Da damit die Schmerzen am Ellenbogen bereits **komplett** beseitigt waren, nur noch Setzen eines Akupunkturpflasters auf den Angulus von der Rippe TH3.

E: Der Patent berichtete nach einem Kontrolltermin 2 Wochen später, dass er immer noch komplett schmerzfrei sei.

K: Die Behandlung einer Epikondylitis ist allerdings nicht regelmäßig so leicht wie in diesem Beispiel. Meist ist sie auch mit der Sympathikus-Therapie von längerer Dauer.

Epicondylitis durch Störfeldgeschehen

A: 42-jähriger Tennislehrer mit therapieresistenter Epicondylitis rechts und Schulterschmerzen beim Aufschlag.

B: Nur minimale Blockierung von TH3 rechts feststellbar.

T: Mehrfache Sympathikus-Therapie brachte nur geringe Besserung der Beschwerden. Erst die Unterspritzung der OP-Narbe eines Karpaltunnelsyndroms brachte schlagartiges Verschwinden des Druckschmerzes auf dem Epikondylus, und auch die Schmerzen in der Schulter waren verschwunden.

K: Dies ist ein Beispiel für die Wirksamkeit von Störfeldern.

Hyperhidrosis der Hände

A: 50-jähriger Mann klagte über Hyperhidrosis, abwechselnd mit Kältegefühlen in den Händen. Er gab an dieses Symptom schon sehr lange zu haben. Besonders im Büroalltag mache es ihm zu schaffen, da alles Papier an den Händen kleben bleibe. Außerdem verstärke Kaffee und Alkohol die Symptomatik, berichtete er. Er habe schon sehr viele Therapeuten aufgesucht, aber nichts habe wirklich dauerhaft geholfen.

B: Auffällig war bei diesem Patienten ein deutlich ventralisierter 1. Brustwirbel.

T: Mobilisation von TH1 und Übungsprogramm (Hanteltraining zur Aufrichtung der Wirbelsäule).

E: Der Patient berichtete nach der zweiten Behandlung von einer deutlichen Besserung. Die Hände seien danach wesentlich gleichmäßiger temperiert geblieben.

Chronisches regionales Schmerzsyndrom (CRPS)

A: Patientin ist mit CRPS an der linken Hand seit April 2017 in ergotherapeutischer Behandlung.

B: Ihre linke Hand ist schmerzhaft und geschwollen (siehe Abb. 38)

T: Seit Februar 2018 dann Beginn mit Sympathikus-Therapie. Es dauerte allerdings sehr lange, bis äußerlich etwas zu sehen war. Die Patientin merkte jedoch schon nach den ersten Behandlungen, dass sich das Gefühl in ihrem linken Arm deutlich veränderte. Sie äußerte, dass sie nun das Gefühl habe, der Arm gehöre wieder zu ihr.

E: Durch kontinuierliche Behandlung einmal pro Woche war der Zustand deutlich verbessert und konnte erhalten werden.

K: Bei einem bereits länger bestehenden CRPS kann auch mit der SYT nicht immer eine komplette Heilung (Restitutio ad integrum) erwirkt werden aber zumeist eine deutliche Linderung der Beschwerden.

Taubheitsgefühle in der Hand

A: Eine teilweise Lähmung mit Taubheitsgefühl der rechten Hand wurde bei einem 51-jährigen als Apoplex gedeutet. Irritierend war jedoch die Verschlechterung in Ruhe.

B: Die Untersuchung ergab eine Rotationsblockierung des 2. Brustwirbelkörpers.

T: Zweimalige Deblockierung dieses Wirbels.

E: Danach völlige Beschwerdefreiheit.

K: Die Bemerkung des Patienten, die Beschwerden würden sich in der Nacht verschlechtern, hatten den Hinweis auf eine Irritation des Grenzstrangs durch den 2. BWK gegeben.

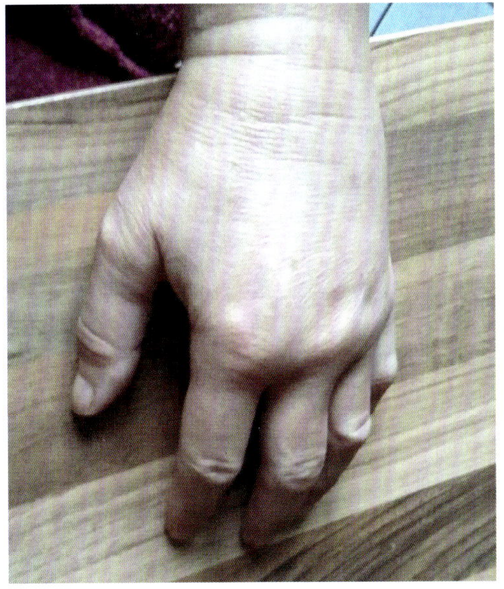

Abbildung 38a: CRPS bei Behandlungsbeginn

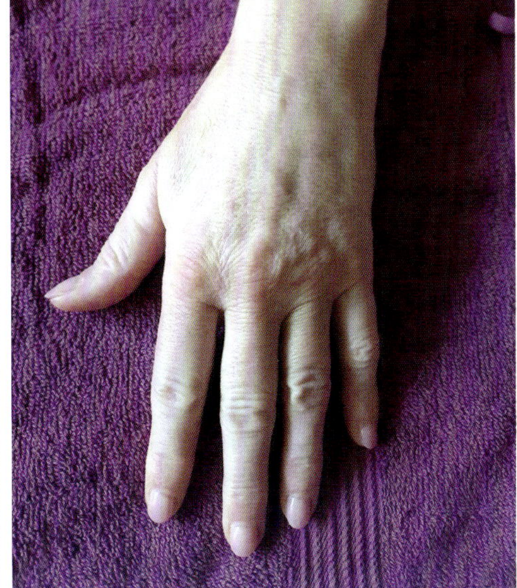

Abbildung 38b: Hand unter kontinuierlicher Sympathikus-Therapie

Chronische Schmerzen nach Fraktur

A: Durch einen Unfall erlitt eine 12-jährige eine Fraktur des Oberarms. Seither durchgehend Schmerzen im Ellbogengelenk. Radiologisch war dieses jedoch o.B. Auch Bewegungseinschränkungen waren nicht vorhanden.

B: Blockierung des 3. BWK rechts in Rotation nach links (Dornfortsatz nach rechts).

T, E: Sofort nach der Lösung obiger Blockierung waren die Schmerzen weg.

10.3 Fallbeispiele aus dem Bereich der mittleren Brustwirbelsäule

Kalkschulter mit Karpaltunnelsyndrom und schmerzhafter Rippe

A: 56 Jahre alte Frau kam wegen einer schmerzhaften Kalkschulter links in die Praxis. Sie hatte vor 2 Jahren eine „Frozen Shoulder" und hatte nun Angst, die Situation könne erneut auftreten. Außerdem klagte sie über Parästhesien der Finger 1–3 vor allem auf der linken Seite (seit 6 Jahren!), aber nur nachts; außerdem hatte sie Schmerzen im Bereich über einer vor Jahren gebrochenen Rippe. Diese seien der Grund, weshalb sie nur sehr schlecht auf der linken Seite liegen könne.

B: Die Patientin konnte den linken Arm nicht endgradig bewegen, da es ihr bei bestimmten Bewegungen in Innenrotation und Extension oder beim Heben des Arms in Abduktion und Außenrotation in den Oberarm zog. TH4 war deutlich blockiert und mit dem Dornfortsatz nach links gedreht. Die ehemals frakturierte 5. Rippe war auch blockiert. Ein Tenderpunkt auf deren Angulus war deutlich palpierbar. Auch der zervikothorakale Übergang der Patientin war in Flexion blockiert. Hier war vor allem der 2. Brustwirbel als druckdolent palpabel (als Auslöser des Karpaltunnelsyndroms, CTS). Die Statik der Patientin war durch eine ISG-Verwringung verschoben.

T: Behandlung des ISG zur Statikkorrektur (Akupunkturpflaster auf S1 rechts). Behandlung der Blockierung von TH4 und TH5 sowie des 2. Brustwirbels mit der Sympathikus-Therapie.

E: Bereits beim zweiten Termin berichtete die Patientin über eine deutliche Besserung: Das CTS sei deutlich weniger spürbar, fast kaum noch vorhanden. Die Schulter sei nach der ersten Behandlung wesentlich besser und sie könne sogar wieder ganz ohne Schmerzen auf der linken Seite liegen.

K: Es waren noch zwei Behandlungen nötig, um die angegebenen Beschwerden zu beseitigen und die Statik zu stabilisieren.

Schmerzhafter Punkt am Schulterblatt mit Magenproblem

A: 37-jährige sportliche Patientin kam in die Praxis wegen eines seit Jahren bestehenden Schmerzpunktes neben dem linken Schulterblatt. Sie sagte, sie könne kaum mehr Sport machen, weil Bewegung sofort den Schmerz auslöse. Nicht der Sport an sich, aber in der Ruhe danach wäre es unerträglich. Es bestand kein Befund vom Arzt, der die Symptomatik erklären konnte. Die Patientin suchte aber mehrere Osteopathen auf. Bei einem blieb sie dauerhaft 1–2x in der Woche in Behandlung. Leider wirkte die Behandlung immer nur kurzfristig.

Sichtbefund: deutlich sichtbare Einziehung an dem angegebenen Schmerzpunkt. Patientin sagte noch: „Es sieht vielleicht so aus, weil da jeder rein drückt."

B: Ich widmete mich auch erst der lokalen Stelle, untersuche den Thorax, die direkten Wirbel. Eine leichte Druckdolenz an den Dornfortsatzflanken der Wirbel TH3 und 4 links war festzustellen. Mehr nicht.

Erst als die Patientin erwähnte, dass sie auch schon bei einer Heilpraktikerin war, die die Zone (leider erfolglos) geschröpft habe, kamen wir der Sache näher:

Da der Punkt im Bereich der Head`schen Magenzone lag frage ich, ob sie denn Probleme mit dem Magen habe. Die Patientin bestätigt dies, sagte, sie vertrage z.B. leider keinen Kaffee mehr. Da die Kollegin mit der Schröpf-Therapie (3x) nicht erfolgreich war dachte ich an einen dauerhaften Sympathikotonus des Magens und schaute mir darauf hin den 6. Brustwirbel von rechts an. Dieser war auffällig mit dem Dornfortsatz nach rechts gedreht und sehr druckdolent. Ich behandelte diesen Wirbel, um die Blockade zu lösen, schaffte es aber nicht mit einem Mal.

Da die Patientin von weit her kam, bat ich sie, den Wirbel TH6 an ihrem Wohnort von einem ihr bekannten Chirotherapeuten lösen zu lassen.

E: Nach zwei Wochen rief die Patientin wieder an: der Chirotherapeut war erfolgreich: Nach der De-Blockierung des 6. Brustwirbels war nicht nur der Magen total beschwerdefrei, sondern auch der schmerzhafte Lokalpunkt an der linken Schulter endlich verschwunden!

K: Hier ist zu erkennen, dass erst die manuelle Therapie (hier die Chirotherapie) am 6. Brustwirbel rechts (plus Rippe) sowohl die Organstörung am Magen, als auch die zugehörige Headzone an der Schulter beseitigen konnte.

Kalkschulter

A: 37-Jähriger kam wegen Schmerzen in der rechten Schulter, die bereits seit 5 Jahren bestanden. Seit 4 Wochen hatte er zudem eine starke Abduktionshemmung. Eine Röntgenaufnahme wies eine erhebliche Verkalkung im periartikulären Bereich auf.

B: Abduktion war bis 60° möglich.

T: Nach Sympathikus-Therapie von TH5 rechts sofortige Besserung der Bewegungshemmung. Nach wöchentlicher Wiederholung dieser Therapie 2 Monate später Kontrolle des Röntgenbefunds: Reduktion der Verkalkung um 80 %.

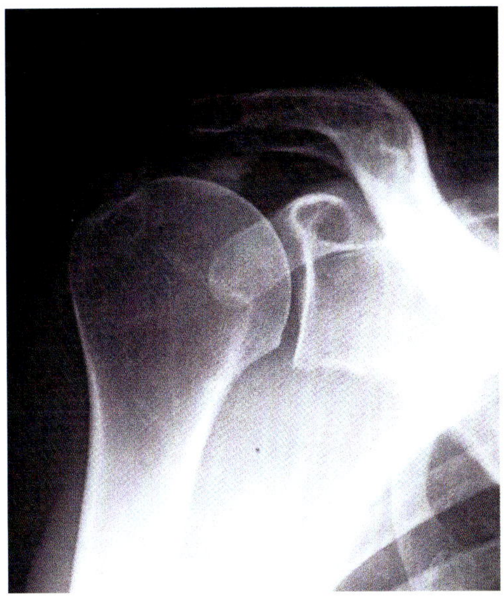

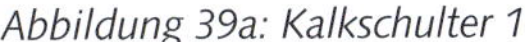

Abbildung 39a: Kalkschulter 1

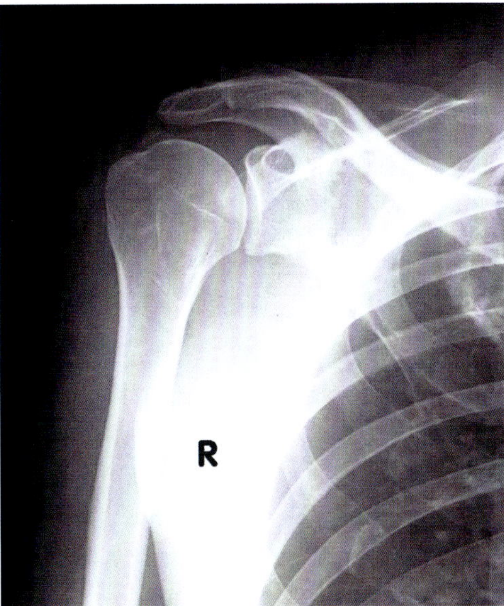

Abbildung 39b: Kalkschulter 2

Morgendliche Übelkeit bei Schulkind

A: 12-jähriges Mädchen, eine gute Schülerin, kam zur Behandlung, weil sie wegen morgendlicher Übelkeit oft nicht zur Schule gehen konnte.

B: 6. Brustwirbel war deutlich tastbar mit dem Dornfortsatz nach rechts verdreht. Die Dornfortsatzflanke war von rechts auf Druck schmerzhaft.

T, E: Eine psychische Ursache war eher unwahrscheinlich bei dem leistungsorientierten Mädchen. Eine zweimalige manuelle Therapie des 6. Brustwirbels war erforderlich. Danach war das Mädchen beschwerdefrei.

Reizdarm (1)

A: 63-Jähriger mit Reizdarm bei bekannter Glutenintoleranz, erhebliche Verschlechterung der Symptomatik nach einem Norovirus-Infekt vor 8 Jahren.

B: Deutliche Darmgeräusche und gespannte Bauchdecke. Blockierung von TH8, Dornfortsatz war nach rechts verschoben.

T: Nach einmaliger SYT Reduktion der Symptomatik um 80 %. Konnte im Gegensatz zu früher wieder unbegrenzt weißmehlhaltige Lebensmittel essen, ohne wesentliche Verschlechterung der Reizdarmsymptomatik.

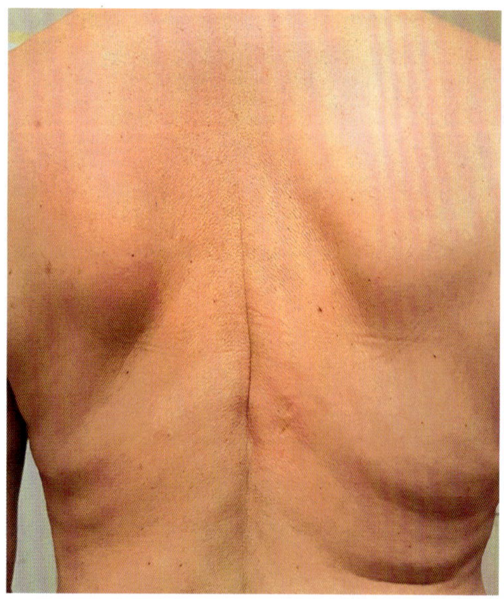

Abbildung 40: Rückenfalte auf Höhe TH 8 rechts bei einem Reizdarmpatienten

Reizdarm (2)

A: 73-jährige Patientin kam wegen Reizdarmbeschwerden in die Praxis. Sie klagte über Durchfälle mit Bauchkrämpfen seit Monaten. Sie sagte, sie traue sich daher kaum aus dem Haus zu gehen. Eine Änderung der Essensgewohnheit habe sie ausprobiert, aber ohne Erfolg. Stress verstärke die Symptome noch, so berichtete sie.

B: TH8 war deutlich blockiert. Der Dornfortsatz war nach rechts gedreht und druckschmerzhaft. Aber auch die Wirbel TH7 und TH9 waren von der rechten Seite am Dornfortsatz druckdolent und standen in der gleichen Richtung blockiert wie TH8 (Konrotationspaare).

T: Nach drei Terminen, bei denen TH8 und die angrenzenden Wirbel TH7 und TH9 behandelt wurden, beruhigte sich der Darm endlich und das blieb laut der Patientin über Wochen so.

Chronische Blähungen – Reizdarm (3)

A: Sehr junge und schlanke Sportstudentin klagte darüber, dass sie seit Wochen einen richtigen Blähbauch habe, der sie „wie schwanger" aussehen lasse. Außerdem habe sie kein richtiges Sättigungsgefühl. Sie halte sich aber mit dem Essen zurück und esse nicht mehr als gewöhnlich. Außerdem, teilte sie mit, mache sie im Moment ein sehr anstrengendes Praktikum. Sie arbeite im Büro und das viele Sitzen mache ihr zu schaffen, denn sie sei sonst durch das Studium sehr viel mehr Bewegung gewöhnt. Unverträglichkeiten auf bestimmte Lebensmittel seien ihr nicht bekannt.

B: Ein deutlicher Hartspann neben der Region TH8 deutete eine Blockierung an, die sich durch den Druckschmerz an der Dornfortsatzflanke bestätigte. Auch die Wirbel TH6 und TH7 waren in der gleichen Richtung blockiert (= Konrotationsblockade), aber auf seitlichen Druck nicht so schmerzhaft wie der 8. Brustwirbel.

T: Mikropressur zum Lösen der Muskelspannung, sowie ein Akupunkturpflaster auf den Tenderpoint von TH8 auf der Rippe. Da danach die Dornfortsatzflanke von dem Hauptwirbel TH8 noch nicht schmerzfrei war, weiter mit Mobilisation des Wirbels.

E: Nach drei Behandlungen im Abstand von einer Woche war die Symptomatik völlig verschwunden.

Darmprobleme nach Operation an der Brust

A: Nach einer Brustvergrößerungs-OP hatte eine 18-Jährige Patientin große Probleme mit der Nahrungsaufnahme. Der Internist stellte eine nur noch sehr schwache Peristaltik des Verdauungstraktes fest.
B: Blockierung des 4.–9. BWK in Rotationsstellung (Dornfortsatz nach rechts).
T: Sechsmalige Mobilisierung dieser Wirbel.
E: Von Behandlung zu Behandlung Verbesserung der Nahrungsaufnahme bis die Patientin zufrieden war.
K: Von neurologischer Seite war das Phänomen nicht erklärbar. Wir nahmen eine Wirbelverschiebung während der Narkose an, was sich bei der manuellen Untersuchung auch sogleich als richtig herausstellte.

Schmerzpatient (1)

A: Sehr geplagter 50-jähriger Mann, der wegen eines therapieresistenten Schmerzsyndroms (Kopfschmerzen, schmerzhafte Verspannungen im zervikothorakalen Übergang und ein LWS-Syndrom) seit 4 Jahren das Morphiumpräparat Palexia zweimal täglich einnahm, kam wegen einer akuten Verschlechterung der Symptomatik in die Praxis.
B: Es lag eine Blockierung des ISG rechts, von TH1 rechts und der Kopfgelenke vor.
T: Deblockierung dieser Wirbel und Akuperm (Akupunkturpflaster).
E: Nach zweimaliger Sympathikus-Therapie konnte er das Morphiumpräparat absetzen.

Schmerzpatientin (2)

A: 65-jährige Patientin kam wegen chronischer Schmerzen der ganzen rechten Körperseite (bestehend seit 30 Jahren!) in die Praxis, weil ein Schmerztherapeut ihr gesagt hatte, sie habe eine Sympathikus-Dystrophie, ihr aber selber nicht helfen konnte.
B: Blockierungen in ISG und BWS, v. a. rechtsseitig.
T: Zunächst wurden nur 2 Punkte am ISG rechts genadelt, um damit die Statik zu verbessern.
E: Die Patientin kam in der nächsten Woche wieder und hatte fast keine Schmerzen mehr im Bein und nur noch wenig in der rechten BWS. Diese waren dann, nachdem die BWS an den druckdolenten Etagen mobilisiert wurde, auch verschwunden.
K: Auffällig ist bei Patienten mit langjährigen Leiden, dass man als Sympathikus-Therapeut gerade dann erfolgreich ist, weil man die Erkrankung von einer ganz anderen Seite angehen kann, als die Therapeuten zuvor. Und da ja nur die nervale Steuerung gestört ist, gibt es meistens nur minimale anatomische Veränderungen. Deshalb sind auch seit 50 Jahre bestehende Beschwerden heilbar.

Schmerzpatientin (3)

A: Eine 50-jährige Frau klagt über Schmerzen am ganzen Körper. Sie versorgt ihren kranken Mann seit Jahren. Nun sei eine nahe Angehörige gestorben, berichtete sie und dies habe ihr den „Boden unter den Füßen weggezogen". Danach seien die Schmerzen erst richtig stark geworden.
Auf Nachfrage wurden die Schmerzorte von ihr genauer benannt: rechtes Hand- und Daumengelenk, beide Schultern, auch die Ellenbogen beidseitig und das Becken sowie beide Füße. Diese fühlten sich fast an „wie gebrochen". Auffällig war, dass die Patientin die Schmerzen durch Aktivität gut aushalten konnte, aber diese **sich in Ruhe v. a. verschlechterten**. Von ärztlicher Seite war kein Befund festzustellen.

B: Die Wirbel der von der Patientin geschilderten Regionen waren alle auffällig druckdolent. Allein der Tastbefund machte deutlich, dass diese Patientin sehr stark reagierte.

T: Aufgrund ihrer starken Reaktion wurde die Sympathikus-Therapie nur mit Mikropressur und Dauernadel an den entsprechenden Wirbeln (und deren Rippen) durchgeführt.

E: Bereits direkt nach der ersten Behandlung zeigte sich schon eine wesentliche Besserung. Als die Patientin dann eine Woche später wiederkam, waren die „Ganzkörperschmerzen" bis auf einen geringen Restschmerz am Gesäß komplett weg!

K: Selbst bei Patienten mit unklaren Ganzkörper-Beschwerden sollte man die Symptomatik Stück für Stück betrachten und behandeln. Nur durch die genaue Befragung wurde bei dieser Patientin erkennbar, dass es sich um eine Summe von einzelnen lokalen Schmerzorten handelte.

Wichtig ist hierbei auch zu erkennen, wie wertvoll das Wissen um sympathogene Störungen und die Kartografie für die Herangehensweise ist. Wie wäre man sonst an diese Patientin herangegangen?

10.4 Fallbeispiele für das ISG (untere Extremitäten)

Gesäßschmerzen

A: 27-Jährige, seit 2 Monaten Schmerzen in beiden Gesäßhälften, die in die hinteren Oberschenkel ziehen. Es wurde ein doppelter Bandscheibenprolaps in der unteren Lendenwirbelsäule festgestellt und 4 PRT (periradikuläre Therapien mit Cortisolinfiltration an die Nervenwurzel unter CT-Darstellung) ohne Erfolg durchgeführt.

B: Druckschmerz über dem Dornfortsatz von S5.

T: Probatorische Infiltration eines Lokalanästhetikums auf diesen Dornfortsatz.

E: Nach einer Minute völlig beschwerdefrei.

K: Das Lokalanästhetikum kann dann eingesetzt werden, wenn man sich schnell Klarheit über die Ursache verschaffen möchte, denn es wirkt sofort. Sinnvoll ist es, den Punkt maximaler Druckschmerzhaftigkeit zu markieren und nach erfolgreicher Vortherapie mit dem Lokalanästhetikum das Akupunkturpflaster dort zu platzieren.

Bewegungsschmerzen im Knie 1

A: Patientin kam wegen eines Reizzustands im linken Knie, den sie seit einem Jahr nun schon hatte. Die Ursache war ursprünglich ein Sturz vom Fahrrad gewesen, bei dem das Knie geprellt worden war. Die Prellung war längst abgeklungen, aber das Knie schmerzte weiterhin. Das MRT war unauffällig. Die Patientin gab an, dass das Knie besonders beim Treppensteigen schmerzen würde.

B: Leichte Verspannung des M.quadriceps mit einem Druckschmerz am Ansatz (Tuberositas tibiae) war tastbar. Außerdem war der gleichseitige M. iliopsoas hyperton. Die Behandlung dieser Muskulatur brachte keine Besserung der Symptomatik.

T: Erst die Mikropressur an einer Druckdolenz im ISG-Spalt auf S3 links brachte eine sofortige Besserung! Die Schmerzsymptomatik war fortan verschwunden.

K: Ausnahmen bestätigen die Regel. So ist auch manchmal ein reiner Bewegungsschmerz mit der Sympathikus-Therapie erfolgreich zu therapieren. Die Ergebnisse sind aber nicht so sicher, wie wenn der Patient auch Ruheschmerzen angibt.

Bewegungsschmerzen im Knie 2

A: Patient kam wegen Knieschmerzen rechts, die erst nach einer bestimmten Gehstrecke auftraten (ca. 500 Meter). Er hatte vor 5 Jahren an dem betroffenen Knie eine Arthroskopie, bei der ein Teil des Meniskus entfernt worden war. Zwischenzeitlich, so berichtete er, sei das Knie völlig in Ordnung gewesen. Nun habe er aber erneut einen Schmerz im Knie nach einer bestimmten Gehstrecke. Der Orthopäde habe das Knie nochmals untersucht – ohne Befund. Die Ursache der Schmerzen sei unklar.

B: Die Funktionsuntersuchung ergab zunächst auch keinen Befund. Das Knie war frei beweglich. Der Patient konnte sogar in den Fersensitz und in die Hocke gehen, ohne Schmerzen! Bei der Untersuchung des gleichseitigen ISG war eine Blockierung feststellbar. Zudem war auch eine deutliche Druckdolenz auf S3 rechts. Da erst berichtete der Patient auch von Schmerzen im unteren Rücken und dass er auf der Arbeit nicht lange sitzen könne. Er müsse öfter aufstehen, um den Rücken wieder zu entspannen.

T, E: Nach zweimaliger Sympathikus-Therapie war der Patient völlig schmerzfrei.

CRPS (Morbus Sudeck) am Fußgelenk

A: 58-jähriger Patient hatte vor 5 Monaten einen Motorradunfall mit Verletzung der Kapsel des linken Sprunggelenks. Danach, besonders morgens, starke Anlaufschmerzen und Schwellung des Sprunggelenks. Beim Gehen diffuses Brennen in der Ferse und starke Schmerzen bei Lateralverschiebung im oberen Sprunggelenk. Durch leichtes Anstoßen in diesem Bereich waren schon heftige Schmerzen auszulösen.

B: Geschwollene und druckschmerzhafte Peroneussehne unter dem Außenknöchel. Klopfschmerz am Calcaneus. Gesamtes Sprunggelenk war leicht geschwollen und überwärmt. Die Haut war relativ zu rechts glänzend (CRPS). Sehr auffällig war überdies die schiefe Sitzhaltung. Auf diese Haltung angesprochen, berichtete der Patient, dass er ungefähr einen Monat nach dem Unfall beim Einschlafen und Aufwachen ein Ziehen in der linken Gesäßhälfte bemerkt habe. Auch beim Autofahren trete dieses Ziehen auf und er müsse sich mit dem Gesäß sehr verdrehen, um die starken Schmerzen, die dann in der Ferse aufträten, zu vermeiden.

T: Es fand sich ein stark druckdolenter Punkt medial der linken Spina iliaca superior posterior. Dieser und ein weiterer Punkt auf S2 wurden mit einem Akupunkturpflaster versehen. Danach sofortige Schmerzbefreiung. Selbst das Lateralisieren im Sprunggelenk war wieder schmerzfrei möglich. Nach zehn Minuten war auch die Schwellung im Sprunggelenk völlig verschwunden. Innerhalb der nächsten Tage verschlechterte sich der Zustand wieder, blieb aber insgesamt ca. 80 % besser als zu Beginn. Stabilisierung der Behandlung nach drei Wiederholungen.

Restless-Legs-Syndrom (RLS)

A: 75-jähriger Mann kam mit dem Rollator in die Praxis. Er klagte über unruhige Beine, die sich mit der Zeit entwickelt hätten. Besonders nachts plagten ihn die Beschwerden, die sich als unangenehmes Ziehen äußerten.

B: Es waren beide Seiten des ISG blockiert. Außerdem fand sich eine deutliche Druckschmerzhaftigkeit auf dem Punkt S3 mittig auf dem Sakrum.

T: Nadelung (Akupunkturpflaster) dieser Stelle.

E: Patient berichtete bei dem Kontrolltermin in der folgenden Woche, dass die unruhigen Beine verschwunden seien.

K: Durch die Nadelung von S3 kann sich die bei RLS besonders häufig bestehende beidseitige Blockierung im ISG lösen.

Schmerzen an den Fußinnenkanten

A: Neunjähriger Junge und begeisterter Fußballspieler kam in die Praxis, da er nicht mehr Fußballspielen konnte, weil er Schmerzen an der Fußinnenkante des rechten Fußes beim Auftreten hatte.

B: Druckschmerz an der Innenseite der Ferse und variable Beinlängenverkürzung rechts als Zeichen einer Becken-Verwindung mit dominanter Blockierung des rechten ISG.

T: Nach zweimaliger Behandlung des ISG konnte der junge Mann wieder schmerzfrei auftreten und seinem Sport nachkommen.

Chronischer Juckreiz an den Unterschenkeln

A: 75-Jähriger klagte seit Monaten über Juckreiz an beiden Unterschenkeln. Salbeneinreibungen halfen immer nur kurzfristig. Eine Polyneuropathie konnte vom Neurologen nicht bestätigt werden.

B: Druckschmerzhaftigkeit über dem Dornfortsatz des 3. Sakralwirbels

T: Applikation einer Dauernadel auf dem schmerzhaften Punkt. Bei der Wiedervorstellung nach 4 Tagen war der Juckreiz bis auf geringe Restbestände über dem Fuß beidseits verschwunden.

K: Bei symmetrischen Beschwerden werden immer Dauernadeln oder Kugelpflaster auf den Dornfortsatz des laut Kartografie zugehörigen Wirbels geklebt. Symmetrische Syndrome gibt es nur an den Beinen (S1–S5) und ab den Händen bis zu den Ellenbogen (TH 1–3).

Nächtliches Schwitzen

A: 58-Jähriger klagte über nächtliches Schwitzen nur am Gesäß und dort nur rechts.

B: Blockierung des ISG rechts.

T, E: nach Mobilisierung des ISG und Applikation einer Dauernadel auf S1 rechts kein Schwitzen mehr nachts.

Burning feet

A: 72-Jährige mit einem Mißempfinden „brennender" Fußsohlen (= burning feet). Verschlechterung in Ruhe.
B: Druckschmerz über dem Dornfortsatz von S1.
T: Applikation einer Dauernadel dort.
E: Schon nach einer Woche waren die Beschwerden um 70 % gemindert.
K: Bei den burning feet wird im Allgemeinen eine Polyneuropathie im Rahmen eines Diabetes als Ursache angenommen. Liegt jedoch kein Diabetes oder eine andere Ursache für eine Polyneuropathie vor, dann haben wir immer eine sympathogene Ursache (Irritation des Sympathikus im ISG) gefunden.

Schmerzen im Sprunggelenk

A: 62-Jähriger hatte seit 4 Jahren Schmerzen im Sprunggelenk rechts. Die röntgenologisch festgestellte Arthrose sollte jetzt operiert werden. Im Rahmen der präoperativen Untersuchung berichtete er davon.
B: Variable Beinlängenverkürzung rechts als Zeichen einer Becken-Verwindung mit Blockierung des rechten ISG.
T: Applikation einer Dauernadel auf S 2 rechts (siehe Kartografie).
E: Schon am nächsten Tag war eine wesentliche Besserung der Beschwerden zu verzeichnen und die Operation wurde abgesagt.
K: Auch wenn eindeutige anatomische Veränderungen zu erkennen sind, kann eine zusätzliche trophische Störung durch eine Sympathikusirritation die Schmerzen über die Schmerzschwelle bringen, die allein durch die Arthrose bei normaler Belastung nicht überschritten worden wäre.

Haglundferse

A: Seit einem Skiunfall mit Kreuzbandriss 2015 entwickelte sich bei einer Patientin außerdem eine Haglundferse, welche sich trotz mehrerer Rezepte Physiotherapie und auch Ultraschalltherapie nicht wesentlich besserte. Die Schmerzen traten v. a. in der Früh nach dem Aufstehen auf, aber auch nach längerer Belastung.

B: Druckschmerz und knöcherne Vorwölbung am inneren Fersenbein.

T: Behandlung des ISG beidseitig und Dauernadel auf den Punkt S1 auf der Seite des Befundes.

E: Die Patientin konnte erst nach 14 Tagen wieder in die Praxis kommen und berichtete, dass eine deutlich Besserung erst nach einer Woche eingetreten sei. Sie berichtete, dass sie ihre Bandage, die sie seit 4 Jahren nachts aufgrund der Schmerzen getragen habe, nun nicht mehr brauche. Auch der Schmerz nach längerer Belastung (stehender Beruf) sei wesentlich geringer.

Lähmung des Schienbeinmuskels

A: 68-Jähriger kam mit Schmerzen unterhalb seitlich der Kniescheibe und einer teilweisen Lähmung des vorderen Schienbeinmuskels in die Praxis. Er hatte einen Unfall vor 6 Jahren und konnte die Zehen nur schwach anheben.

B: Wie man an der „variablen Beinlängendifferenz" (Derbolowsky-Test) erkennen konnte, lag auch hier eindeutig eine Beckenverwindung vor.

T, E: Schon nach einer manuellen Therapie des ISG waren nicht nur die Schmerzen verschwunden, sondern auch die Lähmung des Muskels um 70 % gelindert.

K: Wahrscheinlich konnte der Muskel wegen der Schmerzhaftigkeit an seinem Ansatz an der Tibia unterhalb des Knies nicht optimal kontrahiert werden. Von Seite des Neurologen war jedoch immer an eine Quetschung des den Muskel innervierenden Nervs gedacht worden. Wie man sehen kann, ist auch in einem derartigen Fall immer der Versuch einer Sympathikus-Therapie angezeigt.

11. Schlussbetrachtung und Diskussion

„Zeichen für die Eleganz, wir können sogar sagen, für die Schönheit einer spezifischen wissenschaftlichen Verallgemeinerung, ist ihre Schlichtheit relativ zur Menge an Phänomenen, die sie zu erklären vermag.“ ***E. O. Wilson/Soziobiologe***

Dr. Heesch, der Entdecker der Sympathikus-Therapie, war seit 1986 Landarzt und hat laut Darstellungen seiner im Jahr 1994 installierten EDV 47.515 unterschiedliche Patienten (bis zum Ende 2020) behandelt. In den vielen Jahren bestätigte sich ein wesentliches Paradigma der Medizin: „Häufiges ist häufig und Seltenes ist selten“. So hat er deswegen nur Syndrome in seiner Kartografie aufgenommen, von denen er wegen großer Erfahrungswerte relativ zuversichtlich sein konnte, dass die vermuteten Zusammenhänge einen hohen Realitätsgehalt haben.[1]

Gynäkologische und urologische Syndrome sind nicht verzeichnet, obwohl sie häufig vorkommen, aber in seiner Praxis selten behandelt wurden. Deswegen konnte er dazu keine Aussagen machen. Vermutlich konnte die Sympathikus-Therapie auch bei Asthma helfen. Aber hier gibt es kaum Erfahrungswerte, da die heutige Therapie mit Cortison-Inhalatoren diese Krankheit so gut wie aus der Welt geschaffen hat.

Auch das Helicobacter induzierte Magengeschwür gehört der Vergangenheit an. Übrig blieb der Reizmagen und die Refluxösophagitis, die aber sehr wohl erfolgreich mit der Sympathikus-Therapie behandelt werden können.

Andererseits konnte Heesch niemals einen Zusammenhang von Sympathikusirritation mit einer Wirbelblockierung im Bereich der HWS oder LWS finden. Das passt auch gut zu der später gemachten Feststellung, dass der Grenzstrang sich sowohl im Bereich der HWS als auch der LWS sofort von paravertebral nach ventral verlagert und auch die Gürtelrose in diesem Bereich nicht vorkommt. Weiterhin sind hier ja auch keine rippenanalogen Applikationen vorhanden, die den Grenzstrang mechanisch irritieren könnten.

Oft macht ein „Praktiker“ bestimmte reproduzierbare Erfahrungen und versucht diese seinem Weltbild entsprechend zu erklären. Wir als Manual- und Reflextherapeuten haben selbstverständlich primär eine mechanische und reflexologische Deutung gefunden. Sie ist jedoch nicht völlig befriedigend und lässt einige Fragen offen, die wir hier erörtern

1 Die Fallzahl oszillierte durchgehend um 1.200 pro Quartal. Statistische Untersuchungen wiesen einen ungefähren Anteil von 400 hausärztlich betreuten Patienten auf. Die Herkunft von weiteren 800 Patienten war überregional. Das vermag die obige hohe, eher facharzttypische Fallzahl zu erklären und weist daraufhin, dass die durch die Sympathikus-Therapie bewirkte Spezialisierung angenommen wurde; die Methode also anscheinend erfolgreich war.

möchten. Die somatische Reflexologie ist ja sowieso ein Buch mit mindestens sieben Siegeln.

Unsere Versuche, das theoretische Modell selbst wissenschaftlich zu ergründen, erwies sich als sehr schwierig und extrem zeitaufwendig. Schwierig, da keine Literatur zu dem Thema **direkte mechanische Sympathikusirritation im Grenzstrang als Auslöser peripherer Syndrome** zu finden war, denn wir hatten offensichtlich absolutes Neuland betreten. Und zeitaufwendig, da wir nicht in einem Hochschulkontext leben, der uns diese Arbeit erleichtert hätte. Leider ist uns eine Zusammenarbeit mit ExpertInnen bezüglich Anatomie oder Physiologie des Sympathikus und des **Modells der vertebro-vegetativen Koppelung** nur marginal gelungen. In der Abwägung einerseits der möglichen Qualität unserer wissenschaftlichen Betätigung relativ zur Erfahrungssammlung bei der Anwendung des „Modells der vertebro-vegetativen Koppelung" beschlossen wir, „bei unseren Leisten" als praktisch tätige Therapeuten zu bleiben.

Auch ethische Motive spielten dabei eine Rolle. Wir konnten mit minimalem Aufwand Syndrome recht erfolgreich behandeln, die zuvor schon Jahre bestanden oder gar als unheilbar betrachtet wurden (als Beispiele seien genannt: *Reizdarmsyndrom, Postzosterneuralgie, chronische Ekzeme, Pustulosis plantaris, Herzrhythmusstörungen in Ruhe, Restless-Legs-Syndrom im Anfangsstadium*). Wir hatten also abzuwägen, das Modell auf breitere Füße zu stellen oder in dieser Zeit intensive Erfahrungen zu sammeln und dabei auch noch vielen frustrierten Patienten zu helfen. Die Erfahrungssammlung belegt zwar nicht die Korrektheit des Modells, jedoch seine Realitätstüchtigkeit. Und allein diese sollte primär für die LeserInnen wichtig sein.

Wir sind uns also des „glatten Eises" bewusst, auf dem wir uns mit unserer Modellvorstellung befinden, zumal nicht nur einige Fragen offen stehen, sondern auch einige Widersprüchlichkeiten auffällig sind. Sollten die KollegInnen bei der Anwendung des Modells ähnliche Erfahrungen erleben, wie wir sie beschreiben, würde sich vielleicht die Wissenschaft mit dem Modell der vertebro-vegetativen Koppelung intensiver beschäftigen und das Modell präzisieren. Da „eine gute Theorie die beste Praxis ist", würde die Sympathikus-Therapie sicher noch effektiver werden.

Diskussion von Wirkmodellen

Zusätzlich findet auch noch eine Auseinandersetzung mit dem Mainstream der Manualtherapie statt (Nazlikul., H., **Manuelle Medizin 2014**). Dies wurde schon kurz in der Einleitung erwähnt.

Hier wird der Hypothese von Bergmann gefolgt, die in „Thorakale Funktionsstörungen" (Bergmann, 1977) wie folgt beschrieben wird: „... sind uns aber darüber im Klaren, dass die vielfältigen Vermaschungen der segmentalen Regelkreise in ihrer Gesamtheit für den Kliniker und Praktiker eine „blackbox" darstellen, von der er den Output – die aktuelle Symptomatik – erfassen kann und deren Input – die störstellenbedingten Reize – er suchen muss. Wir bezeichnen dies Blackbox als segmentreflektorischen Komplex (srk) und sind uns dabei im Klaren, dass er nicht isoliert, sondern nur im Konnex mit vertikal einfließenden Informationen betrachtet werden kann."

Das der Sympathikus-Therapie zugrundeliegende Modell der vertebro-vegetativen Koppelung steht allen Aussagen Bergmans diametral entgegen:

1. Obwohl der Verlauf der sympathischen Nerven, die den Grenzstrang verlassen und auch wieder in ihn eintreten sehr vagabundierend wirkt, ist dennoch eine klare Zuordnung jedes Ganglions zu einer Körperregion oder einem Organ klar erkennbar. Es gibt also keine unklaren „Vermaschungen" und damit auch keine „Blackbox".

2. Blackbox meint, man weiß „nichts Genaues nicht". Das ist bei der Sympathikus-Therapie genau gegenteilig. Ist der Ort eines chronischen Syndroms, bei dem die Ursache für die Chronizität nicht bekannt ist, dauerhaft fest lokalisiert, konnen wir mit hoher Genauigkeit die Therapie vorgeben. Bei zusätzlicher Verschlechterung durch Ruhe ist die sympathogene Verursachung und der Ort der Blockierung ganz sicher (Ausnahmen: Rheuma und pAVK).

3. Der Regelkreis ist nicht segmental, da der Sympathikus im Grenzstrang nicht segmental organisiert ist.

4. Es gibt bei der Sympathikus-Therapie keinen Regelkreis. Der mechanisch irritierte Sympathikus ist nicht mehr in der Lage, kybernetisch auf Außenreize zu reagieren.

5. Ebenso kann er nicht mehr auf interne Reize wie beispielsweise die mit „vertikal vom ZNS her einfließenden Informationen" reagieren.

6. Allein zusätzliche pathologische Mechanismen, wie eine Infektion oder eine Allergie, beeinflussen das Syndrom im Sinne der Krankheitsausbruchschwelle, wobei die Sympathikusirritation nur den Ort des Ausbruchs der Krankheit vorgibt.

Das „srk" ist von hoher Komplexität, da es viele Einflussfaktoren (Variablen) mit einbezieht. Gibt es mehrere Modelle, die die Wirklichkeit gut darstellen, wird in den wissenschaftstheoretischen Diskussionen das einfachere Modell nach dem Sparsamkeitsgebot („Ockhams Rasiermesser") bevorzugt. Da kein Modell es vermag, die Realität zu 100 % abzubilden, wird sich die Fehlersuche (Falsifikation) hier als sehr viel einfacher gestalten.

Das erleichtert die Möglichkeit, das Modell zu optimieren, um es besser der Realität anzupassen.

Das MvvK ist extrem einfach, fast banal. Einige den Realitätserfahrungen der Sympathikus-Therapie zugrunde liegende zuwiderlaufende Erfahrungen werden wir in dieser Diskussion ansprechen.

Exogene versus endogene Evidenz

Es ist uns bewusst, dass vom wissenschaftstheoretischen Standpunkt her Schlüssen aus Erfahrungen nur ein begrenzter Anspruch auf einen größeren „Wahrheitsgehalt" zusteht. Allein die randomisierte und doppelverblindete Studie kann diesen Anspruch erfüllen. Diese Konditionen der Verblindung sind nur für medikamentöse Therapien, jedoch nicht beispielsweise für die Manualtherapie zu erfüllen. Da obige Kriterien der Goldstandard der Wissenschaft sind, haben vom Prinzip her alle Studien, die sie nicht erfüllen können, an den der Wissenschaft verpflichteten Universitäten nur geringen Wert.

So haben nichtmedikamentöse Methoden (die i. A. auch nicht gesponsert werden) große Schwierigkeiten, an Universtäten zur Begutachtung angenommen zu werden. Aber dieser Weihe benötigt eine Methode, um heutzutage in der Öffentlichkeit wahrgenommen zu werden. Es ist heutzutage fast wie vor der Aufklärung, als hier jedoch die Institution der Kirche den alleinigen Anspruch auf Wahrheit hatte.

So kreist die „wissenschaftliche Medizin" um sich selber und viele am Wegesrande aufkeimenden Hoffnungen werden mit Nichtachtung bestraft, weil sie eben nicht Methoden sind, die überhaupt eine Chance haben, den „Goldstandard" zu erfüllen. Dass hierbei nur wenig Output relativ zum Aufwand produziert wird beschreibt sehr deutlich ein Artikel aus dem deutschen Ärzteblatt (Dtsch. Ärztebl. 2003). Man denke an Galileo, der mit dem Fernrohr ein der Kirche zuvor nicht bekanntes Instrument einführte, mit der man die Welt nun ganz anders sehen konnte. Ihm drohte der Scheiterhaufen uns Gottseidank nur die Missachtung, weil wir nicht mit dem „Goldstandard" den Realitätsgehalt unserer Weltsicht nachweisen können. So gibt es uns gar nicht, da allein die universitäre Medizin in den Medien definiert, was wahr ist und was nicht.

So hatte auch die als „hinweisende quasi-kontrollierte" bezeichnete Studie der Universität Jena zur manualtherapeutischen Behandlung des *Reizdarmsyndroms* (Zeitschrift für Komplementärmedizin 2022) große Probleme, eine Fachzeitschrift zu finden, weil sie wissenschaftlichen Kriterien nicht genügte – natürlich auch nicht genügen konnte.

Dieses Problem ist mittlerweile doch erkannt worden und der Wertigkeit der universitären **exogenen Evidenz,** die der **endogenen,** gegenübergestellt worden.

Aus den nachfolgend dargestellten Gründen meint der Autor Heesch, eine sehr hohe **endogene** Evidenz beanspruchen zu können.

1. Eine Landarztpraxis weist ein hohes „feedback" auf. Kommt die wegen einer Migräne vor einem Jahr alternativ behandelte Patientin jetzt mit einem grippalen Infekt in die Praxis, kann die Langzeit- und damit reelle Wirkung eruiert werden. Allein Placebo induzierte Wirkungen sind in überwiegender Zahl nach einem halben Jahr verblasst.

2. Wie wesentlich „side effects" Versuchsergebnisse beeinflussen (dieser verzerrende Faktor wird als „Bias" bezeichnet), zeigen die großen, in den 90-er Jahren durchgeführten Studien der deutschen Krankenkassen zur Wirksamkeit der TCM-Akupunktur. Hier erwies sich die Scheinakupunktur in ihrer Wirksamkeit (50 % gegen 52 %) im Vergleich mit der Verum-Akupunktur als fast identisch. Die zwei Prozent begründen sich wahrscheinlich in dem Bestreben, bei der TCM-Akupunktur das – eher unangenehme – Deqi-Gefühl zu erzeugen und sich der Patient dadurch intensiver behandelt fühlte. Gerade diese „side-effects" wurden durch die Anwendung der Mikropressur auf dem Rücken (dieses Körperareal ist bekannt für seine sehr geringe Diskriminationsfähigkeit) total vermieden. Der auf dem Bauch liegende Patient war nie in der Lage, die touchiernde Berührung mit dem Therapiegriffel zu erspüren oder zu sehen. Und erst nachdem sich die Wirksamkeit der Mikropressur erwiesen hatte, wurde das ebenfalls **kaum bemerkbare Kugelpflaster** appliziert. Wenn keine manualtherapeutische Behandlung stattgefunden hatte, fühlte sich der Patient eigentlich unbehandelt und verließ trotz einer Besserung seines Leidens oft unwirsch die Praxis.

3. Viele zum Allgemeinarzt kommenden Patienten wussten nicht, dass man eine Refluxösophagitis auch manualtherapeutisch behandeln kann. Ohne das erwartete Rezept in der Hand und nur mit einem ominösen Pflaster auf dem Rücken fühlten sie sich eher veräppelt denn behandelt.

4. Randomisierung
   Wie oben beschrieben kamen auch viele der hausärztlich betreuten Patienten mit Beschwerden in die Praxis, die mit unserer Methode behandelbar waren. Diesen Patienten war jedoch meistens nicht bekannt, dass ihr *Herpes* oder ihre *Magenbeschwerden* auch manualtherapeutisch behandelt werden konnten. So erfolgte durch die parallel betriebene hausärztliche Praxis eine erhebliche Randomisierung.

5. „Monopragmasie"
   Das meint, dass außer der Manualtherapie/Akuperm im Bereich der Wirbelsäule keine weiteren Therapien zusätzlich angewendet wurden. So wurde beispielsweise ein chron. Schulter-Arm-Syndrom nur über die Deblockierung des 5. BWK und der

Applikation einer Dauernadel behandelt. War dies erfolgreich und damit die Vorstellungen des Modells der vertebro-vegetativen Koppelung bestätigt, wurden erst dann zur Unterstützung auch Tenderpunkte direkt an der Schulter verwendet.

6. Ist das Ergebnis einer Versuchsanordnung durchgehend reproduzierbar, ist davon auszugehen, dass das dieser Versuchsanordnung zugrundeliegende Modell eine große Realitätstüchtigkeit („Wahrheitsnähe") aufweist. Wichtig ist dabei eine hohe Anzahl von Versuchen. Der Versuchsaufbau ist hier gleichbedeutend mit der im Buch beschriebenen primären Behandlung: Manualtherapie und darauffolgende Applikation einer Dauernadel. Auch eine hohe Zahl identischer Behandlungen identischer Erkrankungen ist nachweisbar: 330 *Reizdarmsyndrom* – Patienten, 392 *Zoster-Patienten*, 4955 Patienten mit einem *chron. Schulter-Arm-Syndrom* (diese für eine Allgemeinpraxis sehr hohe Fallzahl weist auf den Erfolg der Sympathikus-Therapie beim chron. Schulter-Arm-Syndrom hin.) Bei nur 11 Patienten in der langen Praxistätigkeit von Dr. Heesch, deren Syndrombeschreibung zu einer Sympathikusirritation passten, konnten die entsprechenden Zusammenhänge nicht gefunden werden.

Wissenschaftlichkeit

Auch bei hoher Fallzahl ist von den gemachten Erfahrungen nur vage auf ein zugrundeliegendes Wirkmodell zu schließen. Der induktiv genannte Schluss hat nur eine sehr geringe wissenschaftliche Relevanz. Sehr viel größeren Anspruch, mit einem Modell die Realität darzustellen, hat die Deduktion. In der Physik wird nach Maßgabe des Modells ein Versuch aufgebaut und nur wenn die Messergebnisse innerhalb einer definierten Schwankungsbreite sich reproduzieren lassen, ist das Modell akzeptabel.

Nach Entwicklung des Modells der vertebro-vegetativen Koppelung als Arbeitshypothese wurde jeder Therapieversuch (wie in der generellen Überprüfung von Hypothesen in der Physik) zur **experimentellen** Überprüfung der Hypothese, dem Modell der vertebro-vegetativen Kopplung. (Es gab über 50.000 Anwendungen, und wie schon oben erwähnt, nur 11 Ausnahmen vom zu erwartenden Ergebnis.)

Damit konnte aus dem Bereich der Erfahrungsheilkunde herausgetreten und endlich naturwissenschaftlich experimentell gearbeitet werden. Um die Realitätstüchtigkeit des Wirkmodells zu überprüfen, konnte die Herangehensweise endlich zu einer deduktiven und damit wesentlich beweiskräftigeren als der bisherigen induktiven werden.[2]

2 Diese unterschiedliche Wertigkeit von Induktion und Deduktion in der wissenschaftlichen Bewertung kann man am Beispiel der „Weihnachtsgans" erkennen. Diese liebt den Bauern, weil er ihr 364 Tage lang einen vor Kälte, Regen und vor dem bösen Fuchs schützenden Stall und statt mühsamer Futtersuche regelmäßige köstliche Mahlzeiten serviert. Sie ist nach 364 Tagen felsenfest davon überzeugt, dass er nur ihr Bestes will. So kann die induktive Beweisführung nicht nur Gänse täuschen.

Überlegungen zur Mikropressur und zum Akuperm

Die Mikropressur führt immer wieder zu großen Irritationen und Widerständen, mit der Frage, wie ein derart minimaler Impuls wirksam sein könne. **Wir wissen es nicht!!!** Die MP stößt aber auf sehr großes Interesse. Sie ist in den Seminaren oft derart beeindruckend, dass in Nachfrage-Emails oft vom **Mikropressur-Kurs** statt dem **Sympathikus-Therapie-Kurs** gesprochen wird.

Dadurch verschiebt sich leider die eigentliche intendierte Idee, den Pathomechanismus der isolierten Sympathikusirritation im Grenzstrang zu vermitteln. Denn dieses halten wir für die wesentlichste Errungenschaft aller unserer Entdeckungen.

Egal mit welcher Methode: von primärer Wichtigkeit ist die Rückführung des blockierten Wirbels in die orthograde Position. Sie ist der Hauptbestandteil der Sympathikus-Therapie.

Durch die parallele Ausbildung als Manualtherapeut und Akupunkteur hat der Autor Heesch – wie wohl in jeder Praxis üblich – immer beide Methoden kombiniert. Denn auch in der TCM ist die Behandlung von Tenderpoints, die hier Ashi-Punkte genannt werden, bekannt.

Felix Mann, ehemaliger Präsident der englischen Akupunktur-Gesellschaft, hatte sich von den Wirkvorstellungen der TCM abgewandt und beschreibt seine Weiterentwicklung als „micro-akupuncture" – eine „Ein-Stich-Methode" auf das Periost oder in die Nähe eines druckdolenten Punktes. (Ein Punkt ist i. A. nur druckempfindlich, wenn ein knöchernes Widerlager zugrunde liegt.) In Analogie dazu wurde unsere Methode „Mikropressur" genannt. Am ISG verwendete er mit großem Erfolg den identischen druckdolenten Punkt neben der Spina iliaca sup. post. wie wir, den er dann kurz anstach. (F. Mann, 1999).

Nach den Erfahrungen, dass oft auch schon das alleinige Aufsetzen der Nadel auf die Haut über dem zu stechenden Punkt ausreichte, nannte er dieses Hautberührungsverfahren **„hyper-micro-acupuncture"**. Auch er konnte das Phänomen nicht erklären, nicht einmal, wieso ein einzelner Stich irgendwo am Körper überhaupt eine Wirkung entfalten könne.

Überlegungen zum Tenderpoint

Die durch den von Felix Mann und anderen beschriebenen Stich auf dem Tenderpoint („dry-needeling") zu erzeugende sofortige Entspannung des pathologisch kontrahierten Muskels lässt sich vielleicht erklären mit einer Reizung des Golgi-Sehnenorgans. Laut

Wikipedia sollen auch **Hautafferenzen** bei der Steuerung der Sehnenspindel eine Rolle spielen. Das würde die Wirksamkeit auch der „hyper-microakupuncture" und der Mikropressur sowie des Kugelpflasters erklären können.

Der Punkt kann durch das Erzeugen eines Druckschmerzes aufgefunden werden. Das ließe sich erklären durch eine Entzündung durch den dauerhaften Zug der Sehnen am Periost. Das Verschwinden des Druckschmerzes innert Sekunden nach der Applikation einer Dauernadel bleibt jedoch schlecht nachvollziehbar.

Der Punkt auf der Haut ist jedoch auch mittels eines elektrischen Hautwiderstandsmessgerätes direkt über dem Tenderpunkt nachweisbar. Da Reflexpunkte der Haut palpabel sind, vermuten wir eine Flüssigkeitseinlagerung, die zu einem geringeren elektrischen Hautwiderstand führt. Hier würde der Reflexpunkt auf der Haut also erst vom Tenderpoint in der Tiefe erzeugt.

Diese Vermutung wird bestätigt durch folgenden Versuch am Rippen-Tenderpoint 5 Querfinger lateral der Mitte des 5. BWK: Bei einem *sympathogenen chron. Schulter-Arm-Syndrom* ist der Tenderpoint immer elektrisch nachweisbar. Retrahiert man nun das Schulterblatt, so dass es den Tenderpoint überdeckt, indem es sich zwischen Rippe und Haut schiebt, löst sich dieser elektrisch nachweisbare Reflexpunkt auf, erscheint aber wieder, wenn das Schulterblatt durch Ventralverschiebung den Tenderpoint wieder freigibt.

Diese Feststellung widerspricht der ersten Vermutung, dass eine **afferente** Verbindung von der Haut zur Golgi-Spindel besteht und wir so durch einen Hautreiz die Golgi-Spindel beeinflussen können. Denn bei der zweiten Modellvorstellung erzeugt ja erst der Tenderpoint **efferent** den Hautreflexpunkt.

Wenn ein Tenderpunkt zu tast- und messbaren Hautveränderungen führt, sollte die alleinige Berührung der Hautreflexzone – wie bei anderen nur über Hautreizungen arbeitenden Reflextherapien (Fußreflexzonentherapie, Bindegewebsmassage, earseeds der Auriculo-Therapie) – ebenfalls auf den zugehörigen Tenderpunkt rückwirken können.

Die Sympathikus-Therapie aus manualtherapeutischer Sicht

Schon in der Beschreibung der Mechanik des „Modells der vertebro-vegetativen Koppelung" hatten wir auf gewisse Unstimmigkeiten hingewiesen:

So eindeutig die Mechanik der Sympathikusirritation für uns im Bereich der Brustwirbelsäule ist, so unklar sind die anatomischen Gegebenheiten im Bereich des Iliosakralgelenkes. Der Grenzstrang liegt im Bereich des Iliosakralgelenkes nicht über dem Gelenkspalt, so dass eine direkte mechanische Beeinflussung wie im Bereich des Thorax nicht möglich ist. Als Hilfskonstrukt mag eine Verspannung der Bandstrukturen vor dem ISG zur Sympathikusirritation führen. **Professor Brehmer** aus dem Fachbereich Anatomie in Erlangen hat diesbezüglich Präparationen hergestellt. Er meinte, die von uns postulierten Auswirkung auf die präsakralen Bandstrukturen bei einer ISG-Verwringung sei möglich.

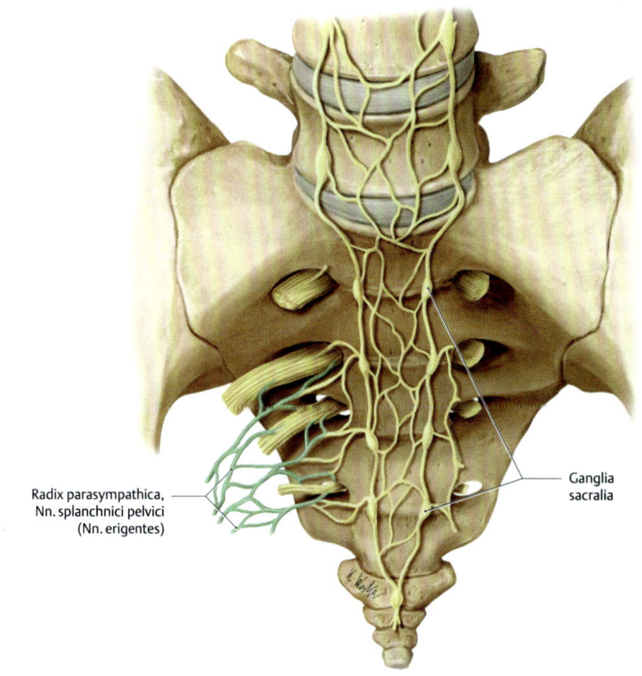

Abb. 41: Sympathikus vor dem Sakrum aus Prometheus Lehratlas

Das Iliosakralgelenk kann zwar in verschiedenen Positionen blockieren, für unser Modell ist es jedoch ausreichend, von nur zwei verschiedenen Positionen um eine Nutationsachse in Ante- oder Retroposition des Os ilium relativ zum Os sacrum auszugehen („upslip“ und „downslip"sind vernachlässigbar). Entwicklungsgeschichtlich sind am Sacrum fünf Wirbelanteile zu unterscheiden. Diese sind jedoch nicht isoliert beweglich. Ebenfalls ist das laut des Modells der vertebro-vegetativen Koppelung als Rippenanalogon fungierende Darmbein nicht in fünf korrespondierende Abschnitte separiert. Weiterhin ist nur der Abschnitt von S1 – S3 als Gelenkstruktur ausgebildet. Es besteht also nicht wie an der Brustwirbelsäule die Möglichkeit, einzelne Wirbel zu deblockieren, sondern nur das Iliosakralgelenk in seiner Ganzheit. Wenn das Iliosakralgelenk nur in seiner Gänze blockiert ist, stellt sich die Frage, wie diese Blockierung dann unterschiedlichste Syndrome auslösen kann und warum dennoch eine Kartografie für die fünf zusammengewachsenen Sacral-Wirbel erstellt werden konnte.

Ähnliches zeigt sich beim Kopfgelenk. Auch hier sind rechtes und linkes Gelenk als Einheit zu betrachten. Ist bei der Untersuchung die linke Seite blockiert, ist zwangsläufig auch das rechte blockiert. Hier ist zudem sehr oft auf eine Ko-Blockierung des Axis zu achten.

Die Sympathikus-Therapie aus reflextherapeutischer Sicht

Nach der Entdeckung der Mikropressur 1996 (siehe weiter unten), wurde dann für lange Zeit die Manualtherapie **nur** mittels der Touchierung dieser Tenderpoints und im positiven Fall danach eine Stabilisierung des Ergebnisses mit einer Dauernadel durchgeführt. Waren die Beschwerden beidseitig, wie bei Wadenkrämpfen oder dem Restless-Legs-Syndrom, wurde die Dauernadel auf den druckdolenten Dornfortsatz gesetzt, hier bei S3, bei der Heberdenarthrose auf den Dornfortsatz von Th1.

Daraus entwickelte sich die Erstkartografie (Abb. 8). Sie gilt jedoch nur für die Extremitäten und Syndrome der Brustwirbelsäule und des Iliosakralgelenkes.

Diese immer wieder zu erfahrende Zuordnung bestimmter Punkte in einem begrenzten Areal zu definierten Syndromen erinnerte an die aus der Reflextherapie bekannten Somatotope oder Mikrosysteme. Diese bilden im Allgemeinen den Körper holistisch ab. Und nur wenn ein Organ erkrankt ist, ist auch der entsprechende Reflexpunkt im Mikrosystem zu finden. Der daraus folgende Umkehrschluss nach unseren Erfahrungen und denen anderer: Ist im Mikrosystem **kein** Reflexpunkt zu detektieren, ist auch das sonst zugehörige Organ nicht erkrankt.

Dieses Paradigma gilt auch für die oben beschriebene Kartografie. Wie schon erwähnt, waren in den letzten 17 Jahren nur elf Ausnahmen zu konstatieren. Somit drängte sich die Vorstellung auf, auch hier ein Somatotop gefunden zu haben. Zusammen mit den Punkten auf dem Angulus der Rippen, die dem äußeren Blasenmeridian der TCM-Akupunktur entsprechen, lag es nahe, die Erfahrungen im Bereich der Akupunktur oder Reflextherapie zu vermuten.

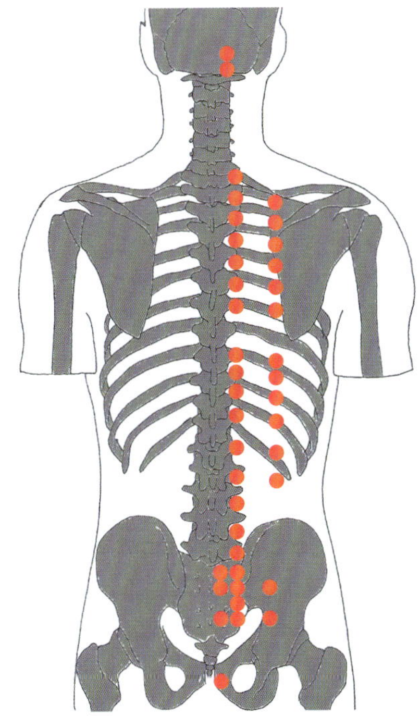

Abb. 42: Verlauf des Blasen-Meridians

Dieses Somatotop unterschied sich jedoch von allen anderen, da es nicht den ganzen Körper sondern nur die nahe gelegene Extremität und sich selber abbildete. Weiterhin war das Mikrosystem immer mit einer Blockierung der Rippe, auf der der Reflexpunkt gefunden wurde oder einer Beckenverwringung assoziiert.

Erst die Betrachtung der anatomischen Skizze im Anatomie-Atlas (Abb. 6b) brachte 2004 die Bedrängung des sympathischen Grenzstrangs ins Spiel (Abschnitt 3.3). Und damit verschob sich die Deutung der Erfahrungen von der Reflex- zur Manualtherapie. Da aber schon mit der alleinigen Anwendung der Reflextherapie (Therapie über Reaktionszonen, überwiegend auf der Haut aufgesucht) erhebliche Behandlungserfolge zu erzielen waren, haben wir diese Behandlungsweise mit eingebunden in ein sich jetzt primär auf eine manualtherapeutische Erklärungshypothese berufendes Therapieregime.

Aber dennoch werden wir immer wieder an ein Reflexgeschehen im Sinne eines Mikrosystems erinnert: beispielsweise bei symmetrischen Erkrankungen wie *Parästhesien aller Finger, dem Karpaltunnel-Syndrom beidseits, Restless Legs Syndrom und Wadenkrämpfen*.

Hier wird, wie im Buch beschrieben, mit großem Erfolg eine Dauernadel auf den druckdolenten Tenderpoint auf dem Dornfortsatz des dem Syndrom zugeordneten Wirbels gesetzt. Eine Lösung der das Syndrom verursachenden Blockierung ist danach jedoch nicht feststellbar.

Irritationen

Wenn die Sympathikusirritation nun kausal für die Genese vieler lokal beschränkter Erkrankungen sein soll, ist nicht nachzuvollziehen, wie es Reflextherapien wie Auriculotherapie, Fußreflexzonentherapie oder Bindegewebsmassage gelingen kann, eine Linderung der Symptomatik zu erzielen.

Wir haben versäumt, in Mikrosystemen gleichzeitig auch nach Zeichen einer Beteiligung der Wirbelsäule zu suchen. Wobei fraglich ist, ob eine Blockierung sich im Mikrosystem darstellt und zweitens, wo man den Sympathikus im Mikrosystem suchen soll.

Eigentlich ist es nicht vorstellbar, dass sich im Rahmen der Sympathikus-Therapie auch eine Verschlechterung der Symptomatik einstellen könnte. Wird die mechanische Irritation entfernt, sollte sich der Nerv beruhigen und Trophik und vegetative Steuerung wieder normal verlaufen.

Sehr vereinzelt wurde über eine Verschlechterung nach der Therapie berichtet. Wir vermuten als Ursache eine verbesserte Mobilität des Wirbels nach der Behandlung. Wenn der Wirbel aber durch die gesamtstatischen Verhältnisse wieder in die blockierte Position gezwungen wird, kann es möglich sein, dass er jetzt sogar weiter ventralisieren kann als zuvor und damit die Symptomatik sich verschlechtert.

Welcher Sinn mag dahinterstecken, dass die Grenzstrangganglien direkt vor den Rippenköpfen gelegen sind und der Grenzstrang an der LWS sich sofort nach ventral verlagert? Andererseits: Welche Unzahl von Krankheiten bleiben uns erspart, weil der Grenzstrang nicht auch noch im Bereich von HWS und LWS mechanisch bedrängt werden kann?

Warum kommt es zu einer Verkalkung der Schulter, wenn doch die trophische Störung eher eine Übersäuerung des Milieus zur Folge hat?

Warum entsteht am Handgelenk eine amyloide Degeneration (Karpaltunnelsyndrom), an der Schulter jedoch eine Verkalkung?

Warum werden Parästhesien des Arms (die beim dauerhaften Anheben des Arms entstehen) nur über eine Blockierung der vierten und nicht auch zum Beispiel der zweiten Rippe ausgelöst?

Warum erleiden fast ausschließlich Frauen eine Rhizarthralgie bei Blockierung von Th2? Männer erfahren diese Erkrankungen fast nie, dafür häufiger einen Morbus Dupuytren, der jedoch auch nach erfolgreicher und nachhaltiger Sympathikus-Therapie von Th1 nicht schwindet.

Wir hoffen alle Fragen bezüglich des Modells, die sich beim Lesen des Buches oder in der praktischen Arbeit am Patienten ergeben haben, damit anzusprechen. Die noch offenen Fragen laden zur Diskussion ein. Gerne würden wir daher in Kontakt treten mit interessierten Lesern.

Wir wünschen allen manuell tätigen Therapeuten viel Erfolg mit der Sympathikus-Therapie!

Die Kontakt-E-Mail ist: info@sympathikus-therapie.de

12. Verständnisfragen

Frage 1:
Was verstehen Sie unter dem Modell der vertebro-vegetativen Kopplung?

Antwort:
Unter dem MvvK verstehen wir das Modell von Dieter Heesch, das beschreibt, dass nur Wirbel mit Rippen oder rippenanalogen Gelenken (rippenanalog sind das Iliosakralgelenk mit dem Darmbein und das Occiput mit dem Atlas) den Grenzstrang irritieren können und damit zum Ausbruch von lokalen chronischen Erkrankungen führen können.

Frage 2:
Die Sympathikus-Therapie behandelt nicht Krankheiten, sondern ...?

Antwort:
...den Ort einer vegetativ gestörten Region, mittels manueller Therapie an zugeordneten Wirbeln, die den Sympathikus im Grenzstrang bedrängen.

Frage 3:
Nach dem MvvK ist das somatische Nervensystem (und der Parasympathikus) für die Entstehung chronischer lokaler Erkrankungen irrelevant. Warum?

Antwort:
Das somatische Nervensystem ist nicht für den Stoffwechsel zuständig, sondern für die Steuerung der Motorik und für die Sensibilität. Mit der Sympathikus-Therapie werden aber Erkrankungen behandelt, die auf dem Boden einer gestörten Trophik entstanden sind. Der Parasympathikus ist deshalb nicht relevant, da er durch die Umschaltung in sehr peripheren Ganglien nicht von der Wirbelsäule (durch Blockaden) zu irritieren ist. Da er den Bewegungsapparat nicht innerviert, kann er dort auch nicht wirken. Hier wirkt nur der Sympathikus. Daher können chronische lokale Erkrankungen in diesem Bereich nicht vom Parasympathikus verursacht werden.

Frage 4:
HWS und LWS sind für die Entstehung sympathogener Erkrankungen irrelevant. Warum?

Antwort:
Weil diese Wirbelsäulenanteile keine Rippen haben, die den Grenzstrang und damit den Sympathikus irritieren könnten.

Frage 5:
Was kann eine Kyphose der oberen BWS bewirken?

Antwort:
Der in Flexion blockierte Übergang zwischen der oberen BWS und der unteren HWS (zervikothorakaler Übergang) ist eine durch Rundrücken und korrigierende Reklination der unteren HWS oft belastete Region. Eine reaktive Entzündung und Schwellung des Bindegewebes über den Dornfortsatzen von C7-TH2 verursacht den sogenannten „Witwenbuckel". Durch die Flexionshaltung in diesem Bereich kommt es dazu, dass meistens beide Rippen des 1. und 2. Brustwirbels nach vorn auf den Grenzstrang drücken und dadurch auch zu beidseitigen Syndromen in Händen und/oder Handgelenken führen können.

Frage 6:
Was bedeutet der Begriff „Zweitschlagphänomen" in der Sympathikus-Therapie?

Antwort:
Dieser Begriff meint, dass zuvor schon eine erste Ursache vorlag (die Blockierung) und dann durch einen Zweitschlag (z. B. einen Sturz mit Trauma) die Symptomatik erst ausbricht. Ein gutes Beispiel dafür ist das Sudeck-Syndrom nach einem Trauma.

Frage 7:
Wofür ist der Dornfortsatz von S3 wichtig?

Antwort:
Der Dornfortsatz von S3 ist ein sehr effizienter Punkt: Durch ein Akupunkturpflaster an diesem Dornfortsatz können Wadenkrämpfe, die v.a. nachts auftreten, oder auch das Restless-Legs-Syndrom behandelt werden. Außerdem entspannt der Punkt das Gewebe und richtet dadurch das horizontal gestellte Becken bei einem Patienten mit Hohlrundrücken wieder auf. Dadurch wird seine Haltung insgesamt wieder aufrechter.

Frage 8:
Warum ist die Verschlechterung in Ruhe ein sehr wesentliches Kriterium in der Sympathikus-Therapie?

Antwort:
Die Verschlechterung in Ruhe deutet auf eine Blockierung mit Grenzstrangbeteiligung hin, da sich diese in Ruhe am deutlichsten auswirken kann: Die Restbewegung, die eine Blockierung auszeichnet, wird tagsüber durch die Bewegung des Patienten ausgeschöpft. Dadurch kann der Grenzstrang auch immer wieder zwischendurch entlastet werden, weil das blockierte Rippenköpfchen oder die rippenanaloge Struktur intermittierend zurücktritt. Nachts aber, wenn der Patient ruht, oder auch in längeren Ruhephasen tagsüber, in denen er sich wenig bewegt (z. B. längeres Sitzen), wirkt sich die Blockierung am Grenzstrang ohne Unterbrechung aus. Dazu kommt, dass dann, wenn der Sympathikus eigentlich herunterfahren sollte, er dies durch die dauerhafte Irritation nicht kann. So kommt es zu der Verschlechterung der Symptome in Ruhe.

Frage 9:
Was versteht man unter dem Begriff Krankheitsschwelle?

Antwort:
Der Begriff meint, dass mehrere Faktoren zusammentreffen müssen (Summation von Einzelfaktoren), bis eine Erkrankung wirklich ausbricht. Für die Sympathikus-Therapie bedeutet dies, dass die Wirbelblockade mit der Irritation des Grenzstrangs mal die alleinige Ursache ist und manchmal nur einen Ko-Faktor darstellt. Dies ist z. B. bei der Migräne so oder

beim Reizdarmsyndrom sowie bei lokalen Ekzemen. Hier spielen auch andere Faktoren mit hinein (Unverträglichkeiten, Allergien etc.). Aber wenn der Sympathikus-Therapeut einen Faktor beseitigen kann, hier die Wirbelblockade mit Grenzstrangirritation, dann ist es gut möglich, dass die Erkrankung unterschwellig bleibt, also gar nicht mehr ausbricht.

Frage 10:
Welche Gründe gibt es für den Misserfolg bei der Anwendung der Sympathikus-Therapie (SYT)?

Antwort:
Gründe für Misserfolg bei der Anwendung der Sympathikus-Therapie sind z. B., dass die Erkrankung nicht in den Bereich der Sympathikus-Irritation fällt, also z. B. eine systemische Erkrankung. Die SYT behandelt nur lokale chronische Erkrankungen. Andere Gründe wären eine fixierte Skoliose oder die mangelnde Fähigkeit des jeweiligen Therapeuten in der praktischen Anwendung. Auch ein zusätzliches Störfeld (eine Narbe, ein entzündeter Zahn) können einen hemmenden Einfluss auf den Therapieerfolg haben.

Frage 11:
Warum ist das Karpaltunnelsyndrom erst sekundär ein neurologisches Geschehen?

Antwort:
Wir gehen mit dem Modell der vertebro-vegetativen Kopplung davon aus, dass durch die chronische Blockierung der oberen Brustwirbelsäule in Flexionsstellung (Rundrücken) beide Rippen nach vorn fallen und den Grenzstrang beidseitig irritieren. Dadurch wird der Stoffwechsel in dem Bereich, den der Sympathikus von TH2 aus peripher versorgt, gestört. Damit können sich amyloide Strukturen (Eiweiße, die sich anders falten als normal) im Karpalkanal anlagern und dann sekundär, bei entsprechender Verlegung, auf den N. medianus drücken und diesen irritieren.

Frage 12:
Was ist eine Blockierung und warum kann sie das somatische Nervensystem nicht irritieren?

Anwort:
Eine Blockierung, auf die Wirbelsäule bezogen, ist eine reversible, also vorübergehende Einschränkung der Beweglichkeit im kleinen Wirbelgelenk. Meistens besteht eine Einschränkung in eine oder mehrere Richtungen. Eine Restbewegung („freie Richtung") ist möglich. Da eine Wirbelblockierung nur das kleine Wirbelgelenk und nicht das Foramen intervertebrale beeinflusst, ist damit eine mechanische Irritation der Radix unmöglich. Außerdem wäre die Schmerzqualität bei einer Bedrängung der Nervenwurzel eine andere: Sie wird von Patienten als „blitzartig einschießend" oder „wie ein elektrischer Schlag" beschrieben. Ganz anders die Schmerzen bei einer Blockierung (mit einer Grenzstrangirritation): Sie werden als „ziehende", teilweise auch als „brennende" Schmerzen beschrieben. Außerdem nimmt der Patient bei einer radikulären Symptomatik gern eine Schonhaltung ein, in der es ihm am besten geht (momentane Entlastung der Radix). Das bedeutet, er hat einen Bewegungsschmerz. Anders als bei einer Blockierung mit einer Bedrängung des Grenzstrangs: Hier hat der Patient überwiegend eine Verschlechterung der Symptomatik in Ruhe und eine Besserung bei Bewegung.

Frage 13:
Warum ist die Anamnese bei der Vermutung einer sympathogenen Störung relativ kurz? Welche Kontraindikationen müssen abgefragt werden?

Antwort:
Die Ursache ihrer Chronifizierung liegt unserer Meinung nach in einem dauerhaft mechanisch gereizten Sympathikus. Deswegen reicht es aus, sich allein an der Kartografie zu orientieren. Die Fragestellung ist reduzierbar auf A) chronisch? und B) wo? (Beispielsweise Kopf links, Fuß rechts, Schulter links.) Für die manuellen Techniken (Schaukeltechnik an der BWS, siehe 9.7), insbesondere bei manipulativen Verfahren, sollten aber in jedem Fall folgende Kontraindikationen ausgeschlossen werden: Osteoporose (auch Langzeittherapie mit Kortison) und Krebs in der Anamnese (wegen möglicher Knochenmetastasen).

Frage 14:
Wie entsteht aus einem Trauma eine chronische Erkrankung?

Antwort:
Wenn ein Trauma chronisch wird und nicht in der üblichen Zeit ausheilt, muss es einen Grund dafür geben. Ist dieser aber nicht klar zu nennen, dann liegt er erfahrungsgemäß in einer Grenzstrangirritation begründet, hervorgerufen durch eine Blockierung im Bereich der Wirbelsäule (nur BWS, ISG und Kopfgelenke können den Grenzstrang irritieren) mit der Folge einer trophischen Störung im Versorgungsgebiet des mechanisch irritierten Sympathikus. Wir behandeln in der Sympathikus-Therapie nicht primär das Symptom in der Peripherie, sondern die Ursache der Chronifizierung.

Frage 15:
Warum beginnt die Therapie immer erst mit Mikropressur?

Antwort:
Wir beginnen mit der Mikropressur, um das Gewebe um die Blockierung herum zu lösen. Nehmen wir anschließend dann noch die Tenderpunkte, z. B. auf der Rippe (hier ist es der M. iliocostalis, der durch die Spreizung der kranialisierten Rippe, an der er ansetzt, verspannt ist), dann erübrigt sich in vielen Fällen schon eine weitere Behandlung, denn durch die gelösten Weichteilstrukturen kann sich die Blockierung oft von selbst lösen und wir brauchen nicht mehr tun. Abschließend wird das Akupunkturpflaster auf den genau gesuchten Tenderpunkt gesetzt. Dieses verlängert die Wirkung der Mikropressur.

Anhang

Das **Institut für Sympathikus-Therapie** widmet sich der Bekanntmachung und weiteren Erforschung der Sympathikus-Therapie.
Hauptanliegen ist die qualifizierte Fort- und Weiterbildung von Heilpraktikern, Physiotherapeuten und Ärzten im Sinne des Gründers Dr.Dieter Heesch, sowie Hilfe bei Anfragen und Vermittlung von Therapeuten.

Kontakt:
Andrea Oberhofer
info@sympathikus-therapie.de
www.sympathikus-therapie.de

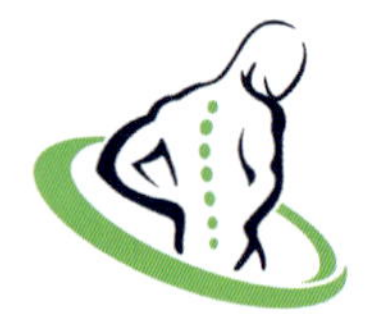

Institut für Sympathikus Therapie

Quellenverzeichnis

Barop, H. (1996): Lehrbuch und Atlas Neuraltherapie nach Huneke. Hippokrates

Bergmann, O., Eder, M. (1977): Thorakale Funktionsstörungen. Pathogenese und Rehabilitation. Haug Verlag 1977

Blaschko, A. (1901): Die Nervenverteilung in der Haut in ihrer Beziehung zu den Erkrankungen der Haut. Beilage zu den Verhandlungen der Deutschen Dermatologischen Gesellschaft. 7. Kongess zu Breslau im Mai 1901, Braumüller 1901

Bierbach, E., (2009): Naturheilpraxis Heute. Lehrbuch und Atlas, Elsevier 2009 (4. Auflage)

Dtsch Arztebl 2003: 100:A 2142–2146 [Heft 33]

Göbel, H. (2010): Spannungskopfschmerz: Wenn die Zeit zum Stress wird. Schmerztherapie 2, 2010

Gleditsch, J.: MAPS (2002): Mikro-Aku-Punkt-Systeme. Grundlagen und Praxis der somatotopischen Therapie. Stuttgart, Hippokrates

Gleditsch, J.: Persönliche Mitteilung

Haensch, C. A., Jost, W: (2009): Das autonome Nervensystem. Grundlagen, Organsysteme und Krankheitsbilder, 2009 Kohlhammer

Heesch, D. (2002): Akuperm. Deutsche Zeitschrift für Akupunktur 1 / 2002

Heesch, D. (2002 a): Mikropressur. Deutsche Zeitschrift für Akupunktur 3 / 2002

Heesch, D. (2006): Das Modell der vertebro-vegetativen Kopplung zur Erklärung der Wirkungsweise der Körperakupunktur. AZN 4 / 2006

Heesch, D. (2011): Sympathikus-Therapie und die Kartografien der Manualtherapie. EHK 2011: 60:97 – 104

Heesch, D. (2012): Die manualtherapeutische Behandlung von Zoster und Post-Zoster-Neuralgie. Manuelle Medizin, Springer 6 / 2012

Heesch, D., Steinrücken, H. (2013): Sympathikus-Therapie. Die Wirbelsäule im Zentrum der Medizin. Heestein-Verlag 2013

Human pathology, (2011): 42, 1785 – 1791, Elsevier

Hundhausen, F. C. (1998): Krankheit als Störpolgeschehen. Eine Theorie und Praxis der Neuralmedizin. WBV Biologisch-Medizinische Verlagsgesellschaft mbH & Co KG 1998

Kämper, S. (2010): Praxishandbuch für Heilpraktiker, Haug 2010

Mann, F. (1999): Revolution der Akupunktur S.123, AMI 1999)

Nazlikul, H. (2014): Manuelle Medizin, Springer 2014

Pischinger, A., Heine, H. (2014): Das System der Grundregulation. Grundlagen einer ganzheitsbiologischen Medizin, Haug 2014

Ricker, G.: Pathologie als Naturwissenschaft: – Relationspathologie – Für Pathologen, Physiologen, Mediziner und Biologen. Springer 1924

Simons, D. G., Travell, J. G. (2002): Handbuch der Muskel-Triggerpunkte. Elsevier 2002

Steinrücken, H. (2016): Schmerzerkrankungen und vegetative Störungen. Praktische Anwendung der Sympathikustherapie. Magenta 2016

Steinrücken, H. (1998): Die Differentialdiagnose des Lumbalsyndroms mit klinischen Untersuchungstechniken. Springer 1998

Wancura-Kampik, I. (2010): Segment-Anatomie, Haug 2010 (2. Auflage)

Zeitschrift für Komplementärmedizin (2022): 14(06): 60-64 DOI: 10.1055/a-1983-6582)

Bildquellen

S. 9 – © bilderzwerg – Fotolia
S. 13 – © ellepigrafica – Fotolia (bearbeitet von Annemarie Oberhofer)
S. 16 – © A. Oberhofer (in Anlehnung an David S. Butler: Mobilisation des Nervensystems; Berlin Heidelberg, 1998)
S. 18 – Speckmann/Wittkowski, Bau und Funktion des menschlichen Körpers, 20. Auflage 2014 © Elsevier GmbH, Urban & Fischer, München
S. 24 – © Peter Hermes Furian – Fotolia (bearbeitet von Annemarie Oberhofer)
S. 26 – © ML-Verlag
S. 27 – © Schünke/Schulte/Schumacher/Voll/Wesker, Prometheus: LernAtlas der Anatomie. Innere Organe (Abb. B.6.7.B), 6. Aufl., Georg Thieme Verlag, Stuttgart 2022
S. 29 – © Geisselbrecht Industriefoto GmBH
S. 31 – © Heesch, Dr. Dieter
S. 39 – Speckmann / Wittkowski, Bau und Funktion des menschlichen Körpers, 20. Auflage 2014 © Elsevier GmbH, Urban & Fischer, München
S. 41 – © A. Oberhofer u. ML-Verlag
S. 43 – © ML Verlag, Vorlage: Dieter Heesch; Figur: © Jimena – Fotolia
S. 45 – Mit freundlicher Genehmigung Regumed GmbH
S. 48 – © Steinrücken, Dr. Heiner
S. 51 – © Heesch, Dr. Dieter
S. 52 – © ML-Verlag
S. 53 – © Heesch, Dr. Dieter
S. 54 – © Heesch, Dr. Dieter
S. 57 – © bilderzwerg – Fotolia (oben)
S. 57 – © Henrie – Fotolia (unten)
S. 59 – © Heesch / Steinrücken
S. 61 – © A. Oberhofer
S. 62 – © Heesch, Dr. Dieter
S. 63 – © lom123 – Fotolia
S. 68 – © A. Oberhofer
S. 70 – © A. Oberhofer
S. 73 – © Geisselbrecht Industriefoto GmbH
S. 74 – © Geisselbrecht Industriefoto GmbH
S. 75 – © Geisselbrecht Industriefoto GmbH
S. 76 – © Geisselbrecht Industriefoto GmbH
S. 78 – © Geisselbrecht Industriefoto GmbH
S. 80 – © Geisselbrecht Industriefoto GmbH
S. 81 – © A. Oberhofer
S. 82 – © A. Oberhofer
S. 84 – © A. Oberhofer
S. 87 – © Geisselbrecht Industriefoto GmbH
S. 89 – © A. Oberhofer
S. 98 – © Heesch, Dr. Dieter
S. 101 – © Pia Raukopf, hands healths, Berlin
S. 103 – © Heesch, Dr. Dieter
S. 104 – © Heesch, Dr. Dieter
S. 121 – © Schünke/Schulte/Schumacher/ Voll/Wesker, Prometheus: LernAtlas der Anatomie. Kopf, Hals und Neuroanatomie (Abb. B.3.3.C), 6. Aufl., Georg Thieme Verlag, Stuttgart 2022
S. 123 – © A. Oberhofer